中医药文化精品丛书

丛书主编 董明培

中医针灸之奇

——走向世界的针灸术

编 著 杨永晖 王婧吉 周 婷
孙培养 黄 辉 王玥瑶

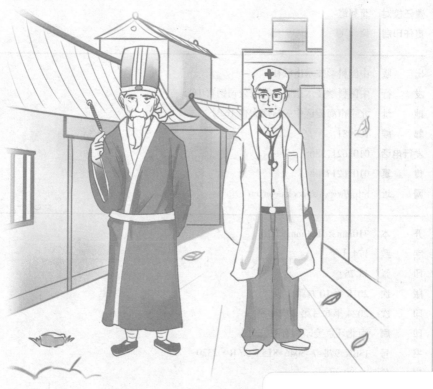

中国科学技术出版社

·北京·

图书在版编目（CIP）数据

中医针灸之奇：走向世界的针灸术 / 杨永晖等编著 . — 北京：中国科学技术出版社，2018.10（2024.6 重印）

（中医药文化精品丛书 / 董明培主编）

ISBN 978-7-5046-8153-9

Ⅰ . ①中… Ⅱ . ①杨… Ⅲ . ①针灸疗法 Ⅳ . ① R245

中国版本图书馆 CIP 数据核字（2018）第 225300 号

策划编辑	焦健姿　黄　辉
责任编辑	黄维佳
装帧设计	长天印艺
责任校对	龚利霞
责任印制	徐　飞

出　　版	中国科学技术出版社
发　　行	中国科学技术出版社有限公司销售中心
地　　址	北京市海淀区中关村南大街 16 号
邮　　编	100081
发行电话	010-62173865
传　　真	010-62173081
网　　址	http://www.cspbooks.com.cn

开　　本	710mm×1000mm　1/16
字　　数	174 千字
印　　张	11.75
版　　次	2018 年 10 月第 1 版
印　　次	2024 年 6 月第 2 次印刷
印　　刷	河北环京美印刷有限公司
书　　号	ISBN 978-7-5046-8153-9 / R·2320
定　　价	46.00 元

丛书编委会

学术顾问　李济仁（国医大师）

名誉主编　余德志　高开焰　王　键

主　　编　董明培

执行主编　黄　辉

编　　委（以姓氏笔画为序）

王又闻（上海中医药大学）

王化猛（安徽省涡阳县人民医院）

王松涛（安徽省中医文献所）

王金山（安徽中医药大学第一附属医院）

王继学（安徽省中医药管理局）

王惟恒（安徽省怀宁县血防站）

牛淑平（安徽中医药大学）

任　何（安徽省中医文献所）

孙克勤（安徽省青阳县中医院）

杨　骏（安徽中医药大学第一附属医院）

杨永晖（安徽中医药大学第三附属医院）

肖　锋（安徽省中医药管理局）

吴振宇（安徽省中医药管理局）

侯　勇（安徽中医药大学第一附属医院）

徐经凤（安徽省中医药学会）

黄　辉（安徽中医药大学）

黄学勇（安徽中医药大学附属针灸医院）

董明培（安徽省卫生计生委员会、安徽省中医药管理局）

蒋宏杰（安徽中医药大学）

储浩然（安徽中医药大学附属针灸医院）

潘心乾（安徽省马鞍山老年医学研究所）

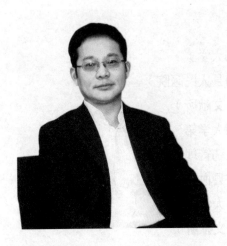

董明培，男，1963年10月生，医学硕士，皖南医学院特聘教授。先后任安徽省卫生厅医政处处长、省中医药管理局局长、省卫生计生委副主任等职务，并兼任安徽省中医药学会顾问、安徽省医院管理协会副会长、《世界中医药》杂志理事会副理事长等职务，多次参加国内外学术交流并应邀作专题讲座，发表相关理论文章十余篇，组织编撰《安徽国医名师临证精粹》，参与编写《卫生管理学》教材及《现代中医临床实用技术》，在医院管理、医药卫生改革和中医药文化建设等领域具有较高的理论水平和学术造诣。

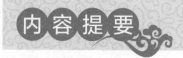

内容提要

　　本书为中医药文化精品丛书之一，以中医针灸疗法为主要内容。全书分五篇，分别为针灸漫谈篇、针灸故事篇、针灸疗法篇、针灸保健篇和针灸答疑篇，不仅介绍了中医针灸的基础知识，还加入了不少引人入胜的小故事，帮助读者真正感受针灸的神奇与魅力，并在此基础上，系统讲解了针灸治疗疾病和进行日常保健的方法，文末还专门对常见疑问进行了解读。本书对针灸基础知识的讲解通俗浅显，针灸故事回味无穷，涉及的针灸治疗和保健之法可操作性强，答疑解惑贴近生活，适合广大基层医生、中医药爱好者及普通百姓阅读参考。

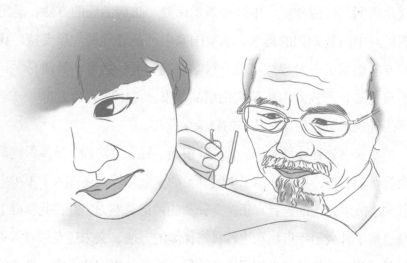

前　言

　　中医药是中华先祖留给我们后人的一份丰厚的科技文化遗产。从 2006 年起，先后有三批共 21 项中医药项目列入我国《国家级非物质文化遗产名录》；2010 年 11 月针灸被联合国教科文组织列入《人类非物质文化遗产代表作名录》，同年 5 月《黄帝内经》《本草纲目》入选《世界记忆遗产名录》。2015 年 10 月中国科学家屠呦呦因发现抗疟成分青蒿素而获得诺贝尔生理学或医学奖，就得益于晋代《肘后备急方》的记述；2016 年 4 月科技部、中宣部颁布的《中国公民科学素质基准》将天人合一、阴阳五行纳入其中；2016 年 12 月《中华人民共和国中医药法》颁布。可以说，中医药是中华传统文化中最有价值、最具代表性的精华内容之一，是中华文化软实力的重要组成部分。为了贯彻落实党和国家扶持中医药发展的方针政策，宣传中医药科技文化内涵，传授和推广中医药养生保健、防病治病的方法，满足城乡居民对中医药知识的需求，承蒙国家中医药管理局立项支持，我们组织专家编撰了一套权威可靠、科学准确、通俗易懂、简便易学并且具有自主知识产权的中医药文化精品丛书，《中医针灸之奇——走向世界的针灸术》就是这套丛书的针灸学之作。

　　本册书分针灸漫谈篇、针灸故事篇、针灸疗法篇、针灸保健篇和针灸答疑篇五篇，不仅介绍了中医针灸的基础知识，还加入了不少引人入胜的小故事，帮助读者真正感受针灸的神奇与魅力，并在此基础上，系统讲解了针灸治疗疾病和进行日常保健的方法，文末还专门对常见疑问进行了解读。针灸基础知识通俗浅显，针灸故事回味无穷，涉及的针灸治疗和保健之法可操作性强，答疑解惑贴近生活，体现了中华针灸科学文化的实用价值。

"文化是民族的血脉，是人民的精神家园。"十九大明确要求"推动中华优秀传统文化创造性转化、创新性发展"，"培育和践行社会主义核心价值观"，而中医药正是建设社会主义核心价值体系、建立中华民族共有精神家园的重要内容，推进中医药文化建设也正是满足人民群众健康和文化需求的必然选择。我们在策划编撰中医药文化精品丛书时，就提出了权威性、系统性、实用性、趣味性、特色性的高标准，要求丛书既要品位高雅、权威科学，又要风趣幽默、雅俗共赏，具有亲和力和普适性，要面向大众、紧密结合群众养生防病的生活实际，生动形象地介绍中医药文化科普知识。我们希望，这套丛书能够切实推动中医药健康文化的创造性转化、创新性发展，为老百姓提供喜闻乐见、看得懂、学得会、用得上的中医药知识，能够为广大人民群众认识世界打开一扇新的窗口，能够为人们的思维插上一双灵动的翅膀，能够在新时期谱写出一曲"悬壶济世""经国济民"的崭新篇章。

董明培

戊戌立春

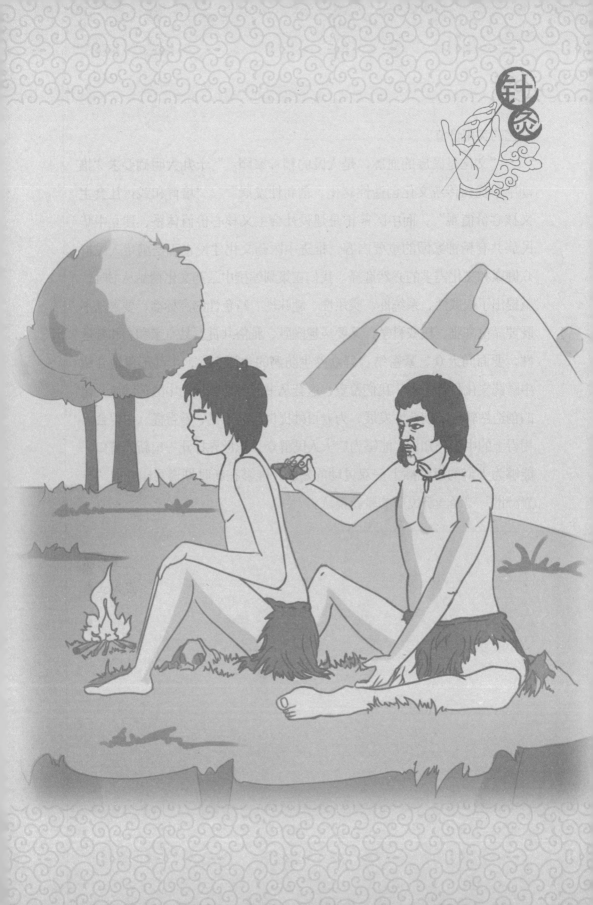

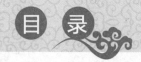

目 录

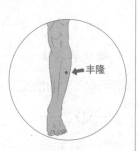

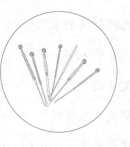

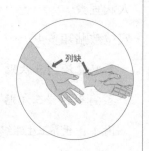

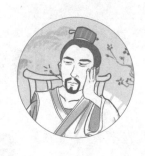

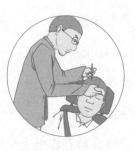

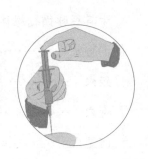

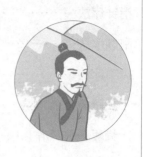

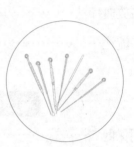

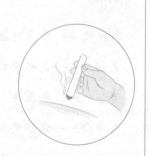

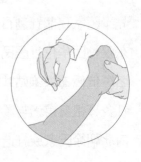

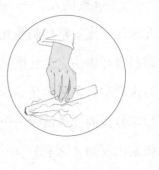

针灸保健篇

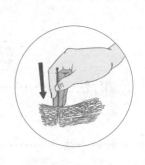

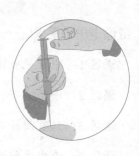

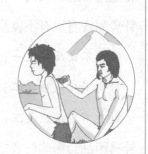

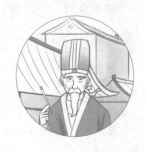

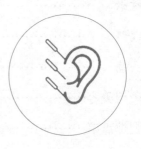

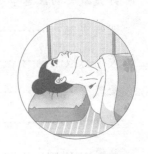

针灸漫谈篇

导 言

　　针灸是针刺和艾灸的合称，是中医独创性地通过经络、腧穴传导作用取得人体本身调节反应的一种技术。针刺是用针具按一定角度刺入穴位，捻转提插补泻，对人体特定部位进行刺激，艾灸则是以火点燃艾炷或艾条，烧灼熏熨穴位，将热力透入肌肤以温通气血。其内容丰富，包括理论、腧穴、技术、器具等。目前已经在全世界100多个国家使用，2010年11月被联合国教科文组织列入《人类非物质文化遗产代表作名录》。那么针灸是谁发明的呢？能治疗哪些疾病？效果如何？原理是什么？各国推广运用情况如何？本篇对此做了回答。

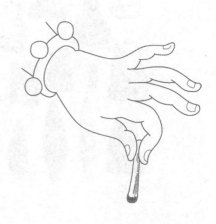

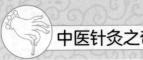

针灸的起源

在距今几百万年前，我们的祖先为了生存，在同大自然斗争的过程中，慢慢学会了制造简单粗糙的石制工具和围猎武器，加上火的应用，从而为针灸疗法的诞生奠定了物质和实践基础。

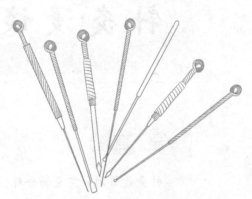

据大量古代文献的记述和对出土文物的研究，针刺术起源于距今一万至五千年前的新石器时代，其端倪甚至可以上溯到十万年前的旧石器时代。那时，人们在石器作业过程中，常常被飞起的碎石片所伤，在采集野果和猎取食物的过程中，也容易受到各种意外的创伤，而有时这些创伤却使身体某些部位原有的病痛减轻或消失。加之人们会出于本能地用手按揉、捶打身体不舒适的部位，在长期的实践中便逐渐摸索出主动地用尖锐的小石片或荆棘来刺激身体的病痛部位。这就是针刺疗法的萌芽阶段，小石片和荆棘就是最古老、最原始的针刺工具，穴位则是"以痛为腧"。

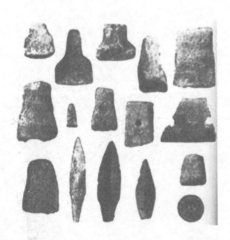

用以治病的小石片称为"砭石"。《山海经》记载有"高氏之山，有石如玉，可以为箴"。这是远古人类以砭石代针治病的佐证。《素问·异法方宜论篇》有"东方之域，天地之所生也，鱼盐之地，海滨傍水，其民食而嗜咸……起病皆为痈疡，其治宜砭石"的记载。说明砭石治病与当时人类所处的环境和历史条件是分不开的。东汉《说文解字》认为"砭，以石刺病也"，意思是用锋利尖锐的石片来切割脓疱或浅刺身体的某些部位，从而达到治病的目的。隋·全元起注云："砭石者，是古外治之法，有三名：一针石，二砭石，三镵石，其实一也。古来未能铸铁，故以石为针。"可见，砭石是针刺疗法最原始的医疗工具，砭石疗法也是针刺疗法的初级形式。

随着人类社会的不断发展，医疗技术的不断进步，工艺水平的不断提高，针刺工具也不断地得到更新、改进。继石针之后，又出现了骨针、竹针、陶针。到了夏、商青铜器时代和春秋战国的铁器时代，由于冶炼术的发明，针刺工具又更新为铜针、铁针，开始"无用砭石，欲以微针通其经络，调其血气"（《灵枢·九针十二原》篇）。《类经》也说："古者以砭石为针，用为外治之法。自皇帝始，造九针以代石。"随着时代的变迁，铜针、铁针之后又有了金针、银针。只是金针、银针造价昂贵，资源稀少，故未能沿用。

1963 年，我国考古工作者在内蒙古多伦多旗第一次出土了一枚砭石，长约 1 寸半，一端扁平，有半圆形刀刃（可以切开痈肿），一端呈锥形（可以用来针刺），中间为针柄。1972 年，河南新郑也出土了一枚春秋战国时期的石针，一端呈卵圆形（可以用来按摩），一端为三棱形（可以用来刺血）。山东省微山县两城山还出土了四块汉代画像石，其中一块刻有一半人半鸟之神物（似指神医扁鹊），手握粗针（砭石），刺向患者身体。1978 年我国在内蒙古达拉特旗出土了一枚战国至西汉时期的铜针。1968 年又在河北满城西汉刘胜墓中出土了四根金针和五根银针，时至今日针具衍化成多种金属、合金的毫针、长针、三棱针、梅花针等。

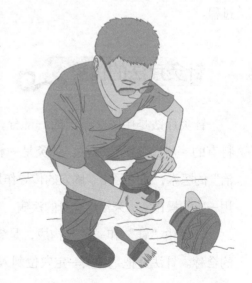

灸法的起源比针法的起源更早一些，要追溯到人类对火的发现和运用之后。火的发现和使用促进了人类的

进化，引起了人类生活的巨大变革，为人类同大自然和疾病的斗争增添了有力的武器。原始社会，人们住在天然石洞内，极容易受到风、寒、湿、邪的侵袭，引起肌肉、关节的疼痛。特别是在北方高寒地带居住的人群，由于天寒地冻，风湿痹痛更为多见。偶因自然现象导致森林起火，人们除了发现被火烧过的肉食味道比生吃鲜美外，还发现原来身体因风寒湿致痛的部位，无意中被火烘烤或烧灼后感到舒适，疼痛会减轻、消失。长年日久，人们便学会了主动利用火来取暖、烧烤食物和治疗疾病。《素问·异法方宜论篇》记载："北方者，天地所闭藏之域也，其地高陵居，风寒冰冽，其民乐野处而乳食，脏寒生满病，其治宜灸焫。故灸焫者，亦从北方来。"说明灸法的发明与寒冷的生活环境有着密切的联系。

"灸"字，由久、火二字合成，它的含义即指长时间以火治病。起初，是取松、柏、竹、桃、榆、枳、桑、枣"八木之火"施灸，见于《黄帝针灸虾蟆经》，后因其不良反应较大，不适宜长期灸疗，久则"伤血脉、肌肉、骨髓"，而后逐渐发现了艾叶这种更为理想的灸材，一直沿用至今。

由此可见，针灸疗法的产生是我国古代医家和劳动人民在长期的生产实践中，与大自然和疾病做斗争的实践经验总结，同很多事物的发展规律相同，经历了一个由偶然到必然、由被动到主动、由无意识发现到有意识运用的过程。

针灸疗法的优势

针灸疗法是中医学遗产的一部分，也是我国特有的一种民族医疗方法。针灸是一种"内病外治"的医术，通过经络、腧穴的传导作用，以及应用一定的操作法，来治疗全身的疾病。

针灸由"针"和"灸"构成，是针法和灸法的合称。针法是把毫针按一定穴位刺入患者体内，

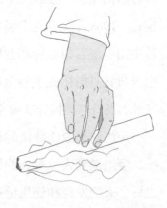

运用捻转与提插等针刺手法来治疗疾病。灸法是把燃烧着的艾绒按一定穴位熏灼皮肤，利用热的刺激来治疗疾病。

在临床上，针灸疗法需按中医学理论诊断出病因，找出疾病的关键，辨别疾病的性质，确定病变属于哪一经脉、哪一脏腑，辨明它是属于表里、寒热、虚实中哪一类型，做出相应诊断后，再进行相应的配穴处方针灸治疗。以通经脉、调气血，使阴阳归于相对平衡，使脏腑功能趋于调和，从而达到防治疾病的目的。

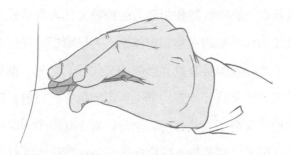

针灸疗法具有诸多优点。第一，有广泛的适应证，可用于内、外、妇、儿、五官等科多种疾病的治疗和预防；第二，治疗疾病的效果比较迅速和显著，特别是具有良好的兴奋身体功能，提高抗病能力和镇静、镇痛等作用；第三，操作方法简便易行；第四，医疗费用经济；第五，没有或极少出现不良反应，基本安全可靠，还可以协同其他疗法进行综合治疗。

这些也是针灸疗法始终受到人民群众欢迎的原因。千百年来，为保卫健康、繁衍民族做出了卓越的贡献，为广大群众所信赖。

针灸的申遗之路

大家可能都知道，我国的"国粹"——京剧是世界级非物质文化遗产，对梅兰芳、程砚秋等京剧大师也都耳熟能详，但是大家对同年申遗成功的另一中华民族瑰宝——中医针灸是否了解呢？

中医针灸孕育于中国传统文化土壤，是中医药学的重要组成部分，是在中国起源、形成、发展起来的一个具有悠久历史，带有鲜明中国文化特质并薪火相传的中医学知识体系。它以天人合一的整体观为基础，以经络腧穴理论为指导，运用针具与艾叶等作为主要工具和材料，通过刺入或熏灼身体特定部位，以调节人体平衡状态而达到保健和治疗的目的。中医针灸延绵数千年传承至今，不仅是一种保健和治病救人的医疗技术，更是人类有关自然界和宇宙的知识和实践最具代表性的文化表现形式之一，也是中华民族优秀文化的代表。

作为凝聚着中华民族智慧和创造力的独特文化表现形式，中医针灸稳定的实践频率以及历代延续的完整知识体系，为保障相关群体的生命健康发挥了重要作用，已成为我国具有世界影响的文化标志之一。据史料记载，从南北朝开始，中国的针灸就开始走向邻国、走向世界。目前，针灸已陆续在世界多个国家和地区获得了立法保障，全球已有180多个国家和地区应用针灸疗法，一些发达国家已将其纳入医疗保险体系。所以中医针灸是当之无愧的中医药走向世界的先导。

中医针灸又是如何走向申遗之路的呢？

其实早在2006年6月，包括针灸在内的9个中医传统医药项目就已被列为中国首批国家级"非物质文化遗产名录"，为后续工作奠定了基础。2006年7月，国家中医药管理局决定成立中国传统医药申报世界文化遗产委员会、专家组及办公室，开始了中国传统医药申报世界文化遗产的工作。2008年9月，

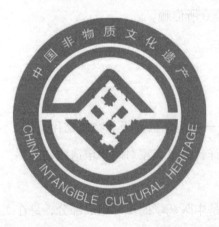

中国第一次向联合国教科文非物质文化遗产处提交了将中医列入2009年度代表作名录的申报文本，定名为"中医生命疾病认知与实践"。但是根据联合国教科文组织的要求，以"中医"整体进行申报，很难用简短、通俗的语言在200字的定义、1000字的说明内把博大精深的中医药表述清楚，导致2009年6月收到非物质文

化遗产保护政府间委员会附属机构评审会的评审决议：认为申报的"中医"是一个传承群体不明确的非物质文化遗产项目，定义描述不清楚，以至于保护措施的针对性不强，建议中医申报项目"收窄申报的内容和范围，只将中医最重要的部分和精华进行申报"。

2009年10月，文化部组织文化遗产行业和中医药行业专家反复讨论，决定在中医药这个大的领域中选取一个最能体现中医传统文化的具体门类——针灸进行申报。专家组认为：在针灸的形成和发展过程中蕴含着大量的实践观察、知识体系和技术技艺。将中医针灸进行申报，既可顾及其作为医术的实践性，又能顾及其文化内涵；既可顾及中医层面的代表性，又能顾及中医体系的全面性。正是因为中医针灸具备的以上特质，使得"中医针灸"申遗成为可能。在明确申遗方向后，中国中医科学院针灸研究所成立了"中医针灸申遗工作组"，负责文本起草和视频拍摄工作。在经过大量的准备工作后，2009年11月27日，中医针灸申遗工作组将"中医针灸"作为"中医"的修订本文本递交至联合国教科文组织非物质文化遗产处，此后工作组又根据联合国教科文组织非物质文化遗产处的反馈意见对文本进行了进一步的修改。2010年11月16日，我国申报的"中医针灸"项目终于在联合国教科文组织召开的保护非物质文化遗产政府间委员会第五次会议上通过审议，成功入选《人类非物质文化遗产代表作名录》。"中医针灸"的申遗成功，不仅使早已满载传奇的毫针和艾叶为更多世人所分享，更作为一个载体，使得中国传统文化走向世界。

众所周知，中国传统文化博大而精深，而中医针灸申遗的实践使我们更深刻地体会到：一种文化要能够被人们理解和接受，需要一个合适的载体，而中医针灸正是这样的一个文化载体。不少被中国传统文化深深吸引的外国学子来到中国，正是通过中医针灸来触摸和感受文化，而国外很多民众也借助针灸这个看得见、摸得着的实践形式来了解和认识中国文化。中医针灸，作为中国传统文化的杰出代表，正在成为中国文化走向世界的"名片"和使者。

跨出国门的"针灸热"

中餐、针灸、功夫、中药响誉海外,可称之为"新四大国粹"。针灸术是继中餐后又一传遍西方的中国文化精粹,也是中国真正对西方科学技术有影响的一个领域。尽管中医药随着中国移民很早就进入美国,无论是民间还是官方都公认针灸疗法是尼克松访华后正式传入美国的。有很多美国人都知道,引发当年"针灸热"的契机是发表在《纽约时报》上的一篇报道。

在美国针灸界和医学界,流传得最广的一则关于针灸传入美国的传闻是这样的:在尼克松访华团成员中,有一名年轻的随团记者在中国患了阑尾炎,住进了中国医院。中国医生在做阑尾切除术时,没有用麻药而是用了针刺镇痛麻醉,手术十分成功。这位记者回到美国后,在《纽约时报》发表了一篇文章,介绍自己的亲身经历,从而引发了美国的针灸热。

这一故事可称为医学界的"美丽的传说",那么历史事实究竟如何呢?

原来在《纽约时报》撰文的是美国著名记者詹姆斯·罗斯顿(James Reston)先生,当时他已是《纽约时报》驻华盛顿记者站主任,擅长政治时事报道,一生业绩不凡,采访过从罗斯福到布什等数届美国总统以及周恩来、赫鲁晓夫等各国领袖人物。罗斯顿曾荣获多项新闻界大奖,后来还当过《纽约时报》的副总裁,于1995年去世。

这一事件的真实情况是:在中美关系开始缓和后,尼克松总统访华之前的1971年7月,罗斯顿被派往中国采访,在北京参观了很多单位,包括到中医院参观了针灸治疗。但在访问期间患了急性阑尾炎,在中国医院接受了阑尾切除手术治疗,术中使用的是常规药物麻醉,术后他感到腹胀不适,接受了针灸治疗,之后于1971年7月在《纽约时报》上发表了那篇著名的纪实报道"让我告诉你们我在北京的阑尾切除手术"。1971年的罗斯顿已经是一位60多岁的资深记者了,由于他的不凡经历和《纽约时报》在新闻界的地位,在一般美国人心目中,他写出的文章可信度是极高的。而当时又正值白宫刚刚宣布尼克松总统将于 1972 年访华，美国公众对他们不甚了解的东方大国——中国有一种神秘感，而罗斯顿的文章正好满足了广大读者的好奇心。

罗斯顿在文章中写道（节译）：为纪念失去的阑尾而发表讣告似乎有点荒唐，但正因为如此，笔者在过去的十几天里有机会从内部了解到中国的一个重要医院的政治和业务发展情况。此报道就是我的经历和见闻的记录。简而言之，中国总理周恩来请了 11 位在北京的医学权威为我会诊，然后由反帝医院（原北京协和医院，译者注）的外科医生吴教授于 7 月使用了常规的腹部局部麻醉法，注射了利多卡因和苯妥卡因后，为我做了阑尾切除术。手术没有任何并发症，也没出现恶心和呕吐。整个手术过程中我一直处于清醒状态。通过中国外交部的翻译，我在术中完全按照吴教授的要求去做，两个半小时后就顺利回到了我的房间。可是，术后第二天晚上，我的腹部有种似痛非痛的难受感觉。该院针灸科的李医生在征得我的同意后，用一种细长的针在我的右外肘和双膝下扎了三针，同时用手捻针来刺激我的胃肠蠕动以减少腹压和胃胀气。针刺使我的肢体产生阵阵疼痛，但至少分散了我腹部不适的感觉。同时李医生又把两支燃烧着的像廉价雪茄烟式的草药艾卷放在我的腹部上方熏烤，并不时地捻动一下我身上的针。这一切不过用了二十分钟，当时我还想，用这种方法治疗腹部胀气是否有点太复杂了，但是不到一小时，我的腹胀感觉明显减轻而且以后再也没有复发。根据我得到的消息，来自中国关于针灸治愈失明、瘫痪及精神病的许多报道，曾经令美国方面推测中国人很可能在针灸和草药方面取得了新的重大突破。但我并不知这些推测是否正确，我也没有资格做出这种判断。另一方面，有人讲我的意外事件，至少是针灸的经历，只不过是记者使的一个雕虫小技，以达到了解一下针刺麻醉的目的。这种说法虽然并不是全无道理，但实在是对我的想象力、勇气和牺牲精神过奖了。为了搞到好新闻我的确可以做出很多牺牲，但还不至于半夜里去开刀或主动要去当实验用的荷兰猪。

这篇报道文章不但表述清楚、简洁，而且语言幽默、风趣。更重要的是，作者如实地报道了自己的见闻和经历，对他自己不熟悉的医学、针灸没有妄加评论，仅仅描述了事实，丝毫没有哗众取宠、制造新闻之举。但是，这篇文章对普及针灸发挥着重要的历史作用。

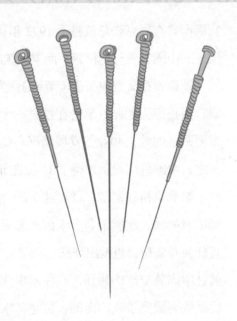

据说，在"针灸热"刚开始时，由于中美尚未建交，在美国懂针灸的人很少，所以一时间"洛阳纸贵"。每日有大巴士从华盛顿拉着患者到纽约找针灸师看病，针灸师生意火爆，应接不暇，以至于诊室不够用而租下旅馆接待患者。针灸师忙得只顾得给患者扎针，连取针的时间都没有，只好雇助手来取针。有的针灸师生意一度火热，一周的收入就可以买下一栋房子。当然，由于某些原因，这种早期"针灸热"的好景不长。

将真实的事件同美国"民间传说"相比，虽然在细节上面目皆非，但故事大体上还是一致的。这种民间"口头文学"尽管可信程度不高，不足以作为历史证据，但民间传说过程中对事实渲染的本身，充分反映了传播故事的人们的美好愿望。

中国有句老话叫"吃水不忘挖井人"，在记住我们的祖先发明了针灸术，创造了中华民族的健康繁衍和昌盛的同时，还应记住诸多为针灸西进而做过贡献的中外医生和科学家、社会活动家和患者们，同时也不要忘记美国记者罗斯顿和他发表在《纽约时报》上的"北京之行"。

针灸的魅力

2004年2月18日上午，在广东省佛山市中医院针灸门诊的治疗室里，缭绕的轻烟中飘荡着一股淡淡的艾叶清香。一位来自遥远非洲的患者正一边接受艾灸治疗，一边与针灸医生愉快地交谈。

这位患者名叫 Massingue，是到佛山市作访问交流的莫桑比克某大学副校长。Massingue 今年 40 多岁，身材高大，年富力强，平时十分爱好体育活动，每天都坚持一个多小时的剧烈运动，身体一向结结实实的。可是，由于长期自驾小车代步，加上非洲天气又非常炎热，小车内的空调经常是开足了马力工作，Massingue 教授的双膝在强劲冷气下吹了十多年，开始觉得酸痛不适，屈伸不利。这对酷爱运动的他来说无疑是难以接受的。

Massingue 教授曾接受过不少西医疗法，但都未能解决问题，因而，他寄希望于此次中国之行。原来，中医药在非洲大陆有着良好的声誉，在中国援非医生不遗余力的传播下，不少非洲人了解了中医、中药与针灸，并且屡受其益，大部分非洲人民都信奉中医中药。Massingue 教授对中国的传统文化十分欣赏，他在国内的私人保健医生就是一名中医师。这次，Massingue 不远万里来到中医药的故乡——中国，当然不愿放弃亲身体验中医药文化神奇魅力的机会。在佛山访问期间，当他打听佛山是否有疗效确切的中医疗法能有效缓解他的膝关节疼痛时，他的翻译和佛山一所养生保健堂的按摩师都异口同声地向他推荐久负盛名的佛山市中医院。于是，在翻译的陪同下，他满怀信心地来到佛山市中医院针灸科求治。

针灸科主任锦雄副主任医师在 Massingue 教授的双腿取穴后，把艾叶捻搓成卷，点燃后倒置于针柄之上。主任对 Massingue 教授解释说，艾叶具有温经逐痹的功效，艾灸是在针灸时在针尾加热熏熨，使针与艾叶共同起效，通过其温热效应及药物效应对经络的作用，以达到加强温经通络、祛散寒邪、行气活血的目的，对他这种气滞血瘀、风寒湿痹引起的膝关节痛，有较好的治疗作用。锦雄主任曾学习过两年法语，他与 Massingue 教授用简单的法语和英语交流，气氛十分融洽。在治疗过程中，Massingue 教授还饶有兴味地向中国医生了解有关中医的养生保健知识。

针灸这一闪烁着中华民族智慧的古老疗法正焕发出勃勃的生机，吸引着众多外国友人的目光。当他们来到佛山这个千年古镇时，吸引他们的不仅有中华美食、中国功夫，还有奇妙的中医、中药和针灸。据了解，每年到佛山市中医院针灸科参观的外国朋友络绎不绝，他们有的是把针灸作为中国文化之旅的一部分来观摩、了解，有的则是希望亲身体验针灸的神奇功效。

经络世界初探

各位武侠迷对金庸小说《天龙八部》中，玉树临风、风流倜傥的段誉时灵时不灵的独门绝学"六脉神剑"应该都不陌生。小说中描述六脉神剑素有天下第一剑之称，乃是以一阳指力化作剑气，有质无形，可称无形气剑，威力奇大，锋锐无伦。所谓六脉，就是十二经脉中的手之六脉，即手太阴肺经、手厥阴心包经、手少阴心经、手太阳小肠经、手阳明大肠经、手少阳三焦经。虽然武侠小说中六脉神剑的种种情节太过离奇，但是经络在人体中确实存在，而且一直吸引着学者们不断去研究和探索。

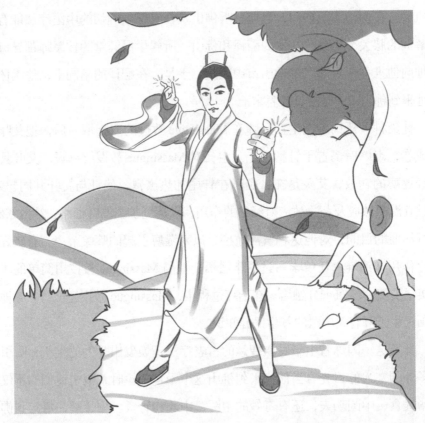

　　追溯经络学说的起源，可不是古代医家或者武林高手凭空想象出来的，而是以古代的针灸、推拿、导引等医疗实践为基础，经过漫长的历史过程，结合当时的解剖知识和藏象学说，逐步上升为理论体系的。中医学认为，经络其实就是人体气血运行的通道，穴位则是气血流注的点。《医学入门》云："经，径也，径直者为经，经之支派旁出者为络。"经有路径、途径的意思，纵行于人体，是经络系统的主干，络有联络、网络之意，横行经脉之间，是经络系统的分支，保证经络系统的紧密联系。如果把人体比作大地的话，那么经脉则是流淌在大地上的江河，络脉则是江河的各级支流，正是这些支流逐级细分滋润着每一寸土地。

　　经络在人体内到底起到怎样的作用呢？《灵枢·海论》篇云："夫十二经脉者，内属于脏腑，外络于肢节。"说明正是经络将人体联系成了一个有机的整体，体表感受的病邪和各种刺激，可传导于脏腑，脏腑的生理功能失常，也可反映于体表。《灵枢·本藏》篇云："经脉者，所以行血气而营阴阳，濡筋骨，利关节者也。"气血是人体生命活动的物质基础，全身各组织器官只有得到气血的温养和濡润才能完成正常的生理功能，抵御外邪侵袭，而经络则是人体气血运行的通道，能将营养物质输布全身各组织器官，使脏腑组织得以营养，筋骨得以濡润，关节才能灵活运动。所以对于人体来说，经络既是机体各个部分的联络系统，运行全身气血的循环系统，又是疾病变化的反应系统和抵御外邪的防御系统。

　　关于经络的重要性，在古代医家著作中就早有论述，《灵枢·经别》篇云："夫十二经脉者，人之所以生，病之所以成，人之所以治，病之所以起。"《灵枢·经脉》篇云："经脉者，所以决死生，处百病，调虚实，不可不通。"说明人的生老病死，无一不与经络有着密不可分的关系，经络的通畅是保证气血往复循环，机体正常运行的关键。中医常说的"通则不痛，痛则不通"也阐述了相同的道理。正是因为经络在维护人体健康中发挥的重要作用，所以也有人将经络比作是随身携带的"药房"和"御医"。

经络真的存在吗

经络学说是中医基础理论的重要组成部分，是针灸医学理论的核心。先辈学者们经过跨学科的共同努力，运用各种物理手段证实了经络系统是科学的、可靠的、客观存在的。然而在解剖组织结构（经络实质）上，至今未找到经络这一特殊的组织结构。经络既非神经也非血管，是与神经、血管、淋巴管、结缔组织及一些感受器密切相关的特殊通道。

经络与神经相比较：①神经传导快，每秒可达百米；经络传导慢，每秒只有几到十几厘米。②经络与神经的行走路线不同，如在足三里穴位扎针，经络传导可沿胃经直达第二足趾，也可直对膝关节向上传导，而神经只会向下传导。③经络与神经密切相关。如针刺合谷穴，人会感到面上发热，有时汗出、泪流，这些都是针刺引起自主神经功能变化的效果。关于经络实质的研究很多，众说纷纭，尚无定论，归纳起来有以下几种观点。

(1) 体液论认为，经络中的气血是指人体的体液，经络是体液的运行通道，体液运动刺激神经产生循经感传。

(2) 能量论认为，经络是某种物理能量与信息的传输通道。

(3) 第三平衡学说是我国学者孟昭威提出来的，从经络传感速度介于神经、体液之间看，经络是协调体表、内脏的未知系统，三者协作完成全身平衡的调节。

(4) 还有学者认为，经络不是人体特殊的结构或系统，而是大脑皮质中的循行性立体反射系统。体内并无经络实体，经络效应在脑内形成。

无论如何，经络是切实存在的，它不仅是针灸、推拿、气功等学科的理论基础，而且对指导中医临床各科均有重要意义。随着对经络认识的不断深入，我们必将完全探知它的"庐山真面目"。

什么是经络

提到经络，很多人都会觉得神秘，看不见，摸不着，还有人会联想到武侠小说里的打通"任督二脉"、点穴法等神功。那么什么是经络呢？

　　根据中医学理论，经络是运行全身气血、联络脏腑、沟通上下内外的通路。针刺经络上的腧穴会出现酸、胀、麻、热、凉、痛等循经感传现象。古书中记录经络的书籍有战国的《十一脉灸经图》《黄帝内经》、晋代的《针灸甲乙经》、宋代的《铜人腧穴针灸图经》、元代的《十四经发挥》和明代的《针灸大成》等。

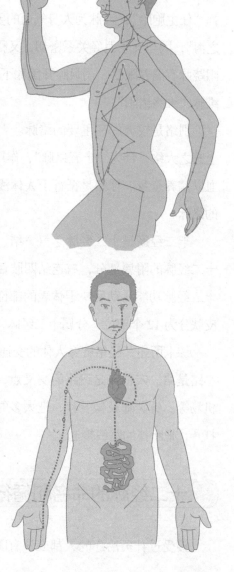

　　经络是经脉和络脉的总称。经脉是主干，络脉是分支。经络系统由经脉、络脉及外连部分组成。经脉分为正经（十二经脉）及其别出的十二经别、十五络脉和奇经八脉两类。络脉有别络、浮络、孙络之分。外连部分为十二经筋和十二皮部。

　　十二经脉是气血运行的主要通路，对称地分布于人体两侧，每一经脉分别络属于一个脏或腑。阴经行于四肢内侧，属脏；阳经行于四肢外侧，属腑。手三阳经从手指末端走向头面部，交足三阳经；足三阳经从头面部走向足趾末端，交足三阴经；足三阴经从足趾走向腹腔、胸腔，交手三阴经，构成了一个"阴阳相贯、如环无端"的循环径路。手足三阴、三阳经通过经外别络相沟通，组合成六对"表里相合"关系，分别为手太阴肺经和手阳明大肠经、手厥阴心包经和手少阳三焦经、手少阴心经和手太阳小肠经、足太阴脾经和足阳明胃经、足厥阴肝经和足少阳胆经、足少阴肾经和足太阳膀胱经。十二经别分别是从十二经脉别出的经脉。其作用是加强十二经脉对头面的联系及其表里两经间的联系，加强体表与体内、四肢与躯干的联系，补正经之不足。

奇经八脉为督、任、冲、带、阴跷、阳跷、阴维、阳维八脉的合称，有统率、联系和调节十二经脉的作用。由于它们分布不规则，与脏腑无直接的络属，且相互间又无表里关系，故称"奇经"。其中，督脉总督一身之阳经，为"阳脉之海"；任脉总督一身之阴经，为"阴脉之海"，因与女子妊娠有关，称"任主胞胎"；冲脉为人身气血的要冲，能调节十二经气血，为"十二经脉之海"，因与女子月经关系密切，又称"血海"；带脉能约束纵行诸脉；阴跷、阳跷脉有濡养眼目、司眼睑开阖和下肢运动的功能；阴维脉"维络诸阴"，阳维脉"维络诸阳"。

别络是较大的和主要的络脉。十二经脉与任督二脉各有一支别络，再加上脾之大络，合为"十五络脉"，作用是加强表里两经在体表的联系，灌注气血以濡养全身。浮络是循行于人体浅表部位而常浮现的络脉，孙络是最细小的络脉。

十二经筋是十二经脉之气"结、聚、散、络"于筋肉、关节的体系，是十二经脉的附属部分，有连结四肢百骸、主司关节活动的作用。全身皮肤是十二经脉功能活动反映于体表的部位，也是经络之气的散布所在，故把全身皮肤分为12个部位，分属十二经脉，称"十二皮部"。

综上所述，经络就像人体的交通线路，线路上传输的是能量。大路是经，小路是络。穴位就是线路的交叉点，重要的穴位就像十字路口、火车站、飞机场等。针灸师就像警察，把太多的能量导引到不足的地方，把堵塞的路口打开，把断掉的路线接通。

十二经脉的命名和循行

接受过针灸治疗的人都应该有印象，明明是头上的病，为什么取脚上的穴位治疗呢？明明是左侧的牙痛，为什么取右侧的穴位呢？其实，这和经络的循行是有关系的。中医学认为，经络是气血运行的通路，就像西医学中的血管，输液时药液通过手上的血管可以治疗其他部位的病变，经络也像血管一样，错综复杂，上下左右均有分布。

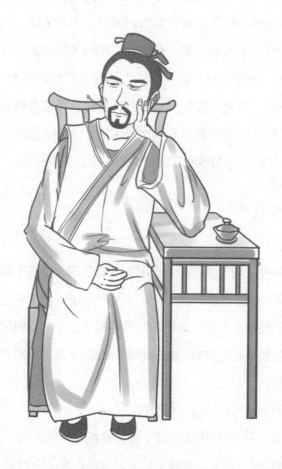

经络理论是针灸、拔罐、按摩等治疗方法的核心理论和指导思想。人体经络繁多，名称复杂，有什么规律可循吗？这里给大家介绍经络系统中十二经脉的命名和循行规律，以帮助大家理解针灸疗法的神奇之所在。

十二经脉，即手三阴经(肺、心包、心)、手三阳经(大肠、三焦、小肠)、足三阳经（胃、胆、膀胱）、足三阴经（脾、肝、肾）的总称，是经络系统的主体，故又称为"正经"。

十二经脉的命名和分布

十二经脉是根据手足、阴阳、脏腑三方面内容确定的。手足代表经脉四肢循行的部位；阴阳又分为三阴（太阴、厥阴、少阴）和三阳（太阳、阳明、少阳），代表经脉阴阳气血的多少；脏腑代表经脉内在的属络关系。如：手太阴肺经，说明这条经脉在上肢有分布，属三阴中的太阴，内属肺脏。十二经脉左右对称地分布于头面、躯干和四肢。阳经（属六腑）分布于头面、躯干及四肢的外侧，阴经（归五脏）分布于胸腹及四肢内侧，手经分布于上肢，足经分布于下肢。按立正姿势大指在前的体位，四肢外侧从前到后依次是阳明、少阳、太阳，内侧由前至后依次是太阴、厥阴、少阴。但是，足三阴经在足内踝上8寸以下，为厥阴在前，太阴在中，少阴在后。

十二经脉循行规律

1. 循行走向

(1) 手三阴经从胸走手：如手太阴肺经起于胸，走向手指末端。

(2) 手三阳经从手上头：如手阳明大肠经起于手指末端，走向头部。

(3) 足三阳经从头走足：如足阳明胃经起于头部，走向足部末端。

(4) 足三阴经从足至腹胸：如足厥阴肝经起于足部末端，走向胸腹部。

2. 交接规律

(1) 表里的阴阳经在四肢末端交接

①手太阴肺经与手阳明大肠经交接于食指端（商阳）。

②足阳明胃经与足太阴脾经交接于足大趾内端（隐白）。

③手少阴心经与手太阳小肠经交接于小指端（少冲、少泽）。

④足太阳膀胱经与足少阴肾经交接于小趾端（至阴）。

⑤手厥阴心包经与手少阳三焦经交接于环指端（关冲）。

⑥足少阳胆经与足厥阴肝经交接于大趾外端（大敦）。

(2) 同名阳经在头面部交接

①手足阳明经交接于鼻旁（迎香）。

②手足太阳经交接于目内眦（睛明）。

③手足少阳经交接于目外眦（瞳子髎）。

(3) 相互衔接的阴经在胸中交接

①足太阴脾经与手少阴心经交接于心中。

②足少阴肾经与手厥阴心包经交接于胸中。

③足厥阴肝经与手太阴肺经交接于肺中。

3. 循行流注

(1) 流注顺序：肺大胃脾心小肠，膀肾包焦胆肝肺。

(2) 十二经脉通过阴阳表里、手足同名经的连接，从手太阴肺经开始至足厥阴肝经，再复从肺经而逐经相接，从而构成的"周而复始，如环无端"的传注系统，见图1-1。

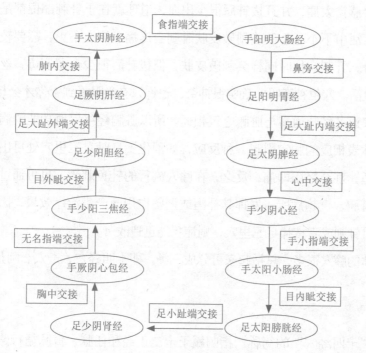

图1-1　十二经脉的流注次序

何谓腧穴

在武侠小说或电影中，我们经常看到或听到"点穴大法""葵花点穴手"等所谓的武林神功。那么，人体真有这么神奇的穴位吗？

我们所说的"穴位""穴道"，在中医学术语中称为"腧穴"。腧与"输"通，有转输、输注的含义；"穴"即孔隙。所以，腧穴的本义即是指人体脏腑经络之气转输或输注于体表的分肉腠理和骨节交会的特定孔隙。现代文献中对腧穴有"砭灸处""节""会""骨孔""气穴""孔穴"等不同称谓，俗称"穴位""穴道"。

腧穴是人体脏腑经络之气输注于体表的部位，是针灸治疗疾病的刺激点。因此，我们经常看到针灸医师在人体扎针操作时就像插秧一样，迅速而准确，患者不会感觉太痛，并且拔针后很少出血，道理就在于针刺部位都是人体的穴位。生活中不小心碰破或划破皮肤时则会疼痛、流血不止，需要较长时间才能愈合，针刺穴位时同样会刺破皮肤，但拔针后很少会留痕迹，丝毫不影响正常生活。穴位神奇吗？确实很神奇，也许只有亲眼看到了你才会相信。

腧穴通过经脉通道与脏腑之气相通。所以脏腑经络气血功能的病理变化常可在体表相应的腧穴引起各种反应，如消化不良时足三里穴处可出现明显酸痛不适，甚至轻压即痛；反之，在腧穴施行的针灸刺激，也可通过经络通道内达脏腑、直趋病所，发挥其补泻或调整作用而产生治疗效果，因此消化不良时可针刺或者按揉足三里穴，则症状能迅速改善。

人体的腧穴很多，总括起来可分成三类，即十四经穴、奇穴、阿是穴。

经穴

是"十四经穴"的简称，指归属于十二正经和任脉、督脉循行路线上的腧穴。其特点是均有固定的名称、固定的位置、固定的归经和相对固定的主治功用，而且多具有主治本经病候的共同作用，是腧穴的主要部分。随着对腧穴主治性能的认识不断深化，古代医家为了强调某些腧穴的特殊治疗作用或重要特性，在分经的基础上又将它们划分为不同的特定类别，才有各种特定穴的出现和相应理论与应用方法的形成。

奇穴

是指未列入十四经系统的有固定名称和定位的腧穴（也包括近代发现并被认可的新穴）。其特点是：有固定的名称、定位和主治，但无归经。它们的主治范围比较单一，多数对某些病证有特殊疗效。有些穴位命名和取穴方法也奇特，故名经外奇穴。也有一些奇穴在发展过程中被划归为经穴。例如膏肓俞，原是施行灸法的奇穴，因其疗效显著，为《备急千金要方》所详载，至宋代《铜人》等书已将其归入足太阳经而成为经穴。

阿是穴

又称"不定穴"（《玉龙歌》）、"天应穴"（《医学纲目》）、"压痛点"等。这类腧穴既无固定名称，也无固定的位置和主治，而是以压痛敏感点或其他反应点作为针灸施术部位。这种"以痛为腧"的针灸治疗方法叫"阿是之法"，由孙思邈所著《备急千金要方》最早记载并流传后世，用此法所取的穴位统称阿是穴。

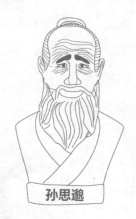

孙思邈

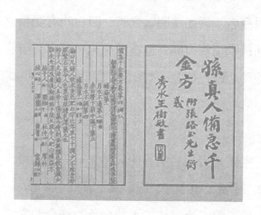

人体腧穴的命名

腧穴，即穴位，穴道。目前公认的分布于人体十四条经脉上，有明确名称和固定位置的穴位有 361 个。这么多的穴位，古人是如何起名的呢？

古人对腧穴的命名均有一定的依据和含义。《素问·阴阳应象大论篇》曾说："气穴所发，各有处名。"《千金翼方》中也指出"凡诸孔穴，名不徒设，皆有深意"。历代医家主要是根据腧穴所在的部位或主治作用，结合自然现象和医学理论等，采用取类比象的方法为其命名的，简介如下。

根据所在部位命名

主要根据腧穴所在的人体解剖部位而命名。例如腕骨、完骨、大椎、耳门、耳尖、乳中、乳根、脊中、脐中、囟会、颊车等穴名均是古代人体解剖部位名称，腧穴恰在这些部位，就分别以其所在部位的名称命名。所以，对这一类腧穴知其名称即可确定其所在部位。

根据治疗作用命名

主要是根据腧穴主治功效的某些突出特征及其对某种疾病的特殊治疗作用而命名。例如睛明、光明、四白均有明目之效；水分、水道皆有利水消肿之功；牵正治口㖞；迎香通鼻窍；听宫、听会治耳鸣、耳聋；风府、风市具有祛风功效。对这一类腧穴，见其名称就可知道其主要的治疗作用。

利用天体地貌命名

主要是借用自然界的天体（日、月、星辰）、地貌（山、陵、丘、墟、溪、谷、沟、泽、池、泉、海、渎等）的名称，结合腧穴所在部位的形态特征或气血流注的情况而命

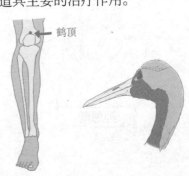

鹤顶

名。例如上星、日月、太乙、太白、昆仑、承山、大陵、丘墟、阳溪、合谷、水沟、尺泽、天池、极泉、小海、四渎等。

参照动植物形象命名

主要是结合腧穴所在部位的形态特征或作用特点，采用相应的动植物形象比喻而命名。如伏兔、鱼际、犊鼻、鹤顶、鸠尾、鱼腰等穴是以动物形象喻义腧穴所在部位的形态特征；而攒竹、丝竹空、口禾髎等则以植物形象为其命名。理解这些腧穴名称的含义，对准确取穴很有帮助。

借用建筑物命名

根据腧穴所在部位的特征或作用特点，借用各种建筑物的名称形象为其命名。如天井、玉堂、巨阙、库房、地仓、梁门、神庭、气户、屋翳、天窗、中府、劳宫等均属此类。此外还有以乡、里、市、街、道、冲、会、合、交、迎、关、枢等命名的腧穴也归于此类。

结合中医学理论命名

根据腧穴所在部位或治疗作用的某些特征，结合中医阴阳学说以及藏象、经络、气血等有关理论命名。例如心俞、肺俞等背俞穴均以脏腑名称命名；神堂、神门、魄户、魂门、意舍等则以脏腑的功能名称命名；阴交、阴都、至阳、会阳、阳池、会阴、阳交等穴多以阴阳理论命名；三阳五会（百会）、三阴交、三阳络等穴则根据经络学说中经脉循行与腧穴的特殊联系而命名。

人体穴位该如何找

人体穴位众多，仅十四经穴就有 360 多个，再加上经外奇穴就更多了，"以痛为腧"的阿是穴更是数不胜数。那么，我们如何在人体上准确找到这些穴位呢？

在针灸临床中，取穴是否准确与针灸治疗效果有密切的关系。为了定准穴位，历代医家在长期的临床实践中积累了丰富的经验，创立了多种定穴方法。熟练掌握各种定穴方法，对于准确取穴、提高针灸治疗效果有重要意义。

骨度分寸法

又称"骨度"折量定位法，始见于《灵枢·骨度》。它是将人体各部的长度和宽度，以骨节、缝纹或其他标志为依据定出分寸而用于腧穴定位的方法。现行使用的"骨度"折量尺寸主要是以《灵枢·骨度》规定的人体各部尺寸为基础，又经历代医家补充修改，已成为腧穴定位时折量尺寸的基本准则。不论男女、老幼、高矮、胖瘦的患者，均按照这个标准进行折量。

现将常用的"骨度"折量寸数列表（表1-1）、绘图（图1-2、图1-3），简介如下。

表 1-1 常用"骨度"折量寸

部位	起止点	折量寸	度量法	说明
头面部	前发际正中至后发际正中	12	直寸	用于确定头部经穴的纵向距离
	眉间（印堂）至前发际正中	3	直寸	用于确定前或后发际及其头部经穴的纵向距离
	第7颈椎棘突下（大椎）至后发际正中	3	直寸	
	眉间（印堂）至后发际正中第7颈椎棘突下（大椎）	18	直寸	
	前两额发角（头维）之间	9	横寸	用于确定头前部经穴的横向距离
	耳后两乳突（完骨）之间	9	横寸	用于确定头后部经穴的横向距离
胸腹胁部	胸骨上窝（天突）至胸剑联合中点（歧骨）	9	直寸	用于确定胸部任脉经穴的纵向距离
	胸剑联合中点（歧骨）至脐中	8	直寸	用于确定上腹部经穴的纵向距离
	脐中至耻骨联合上缘（曲骨）	5	直寸	用于确定下腹部经穴的纵向距离

续表

部位	起止点	折量寸	度量法	说明
胸腹胁部	两乳头之间	8	横寸	用于确定胸腹部经穴的横向距离
	腋窝顶点至第 11 肋游离端（章门）	12	直寸	用于确定胁肋部经穴的纵向距离
背腰部	肩胛骨内缘（近脊柱侧点）至后正中线	3	横寸	用于确定背腰部经穴的纵向距离
	肩峰缘至后正中线	8	横寸	用于确定肩背部经穴的纵向距离
上肢部	腋前、后纹头至肘横纹（平肘尖）	9	直寸	用于确定上臂部经穴的纵向距离
	肘横纹（平肘尖）至腕掌（背）侧横纹	12	直寸	用于确定前臂部经穴的纵向距离
下肢部	耻骨联合上缘至股骨内上髁上缘	18	直寸	用于确定下肢内侧足三阴经穴的纵向距离
	胫骨内侧髁下方至内踝尖	13	直寸	
	股骨大转子至腘横纹	19	直寸	用于确定下肢外后侧足三阳经穴的纵向距离（臀沟至腘横纹相当 14 寸）
	腘横纹至外踝尖	16	直寸	用于确定下肢外后侧足三阳经穴的纵向距离

体表解剖标志定位法

体表解剖标志定位法，是利用人体体表的各种解剖学标志为依据，来确定腧穴位置的方法，也叫自然标志定位法。体表解剖标志又分为固定标志和活动标志两种。

1. 固定标志　是指体表各部位由骨节、肌肉形成的突起、凹陷、五官轮廓、发际、指（趾）甲、乳头、肚脐等位置固定的标志。以此为依据来确定腧穴位置，简单而又准确。如眉头定攒竹，口角旁开 4 分定地仓，脐上 4 寸定中脘，乳头旁开 1 寸定天池，第 2 腰椎棘突下定命门，腓骨小头前下方凹陷中定阳陵泉，拇指桡侧指甲角旁 1 分定少商等。

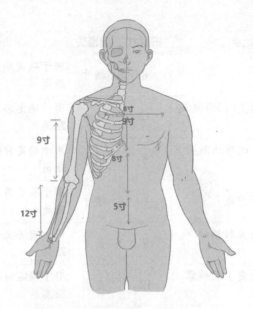

图1-2　常用"骨度"折量寸示意

2. 活动标志　是指人体各部位的关节、肌肉、肌腱、皮肤等随着活动而出现的空隙、凹陷、皱纹等标志。这些标志只有在采取相应的活动姿势时才会出现，所以定穴时要求患者先采取相应的体位和活动姿势，然后才能依据相应的标志来确定腧穴位置。例如，屈肘时在肘横纹外侧端与肱骨外上髁连线中点定曲池，屈膝时在髌韧带外侧凹陷中定犊鼻，张口时在耳屏前与下颌关节之间凹陷中取听宫，咀嚼时在咬肌隆起处当下颌角前上方约1横指陷中取颊车等。

指寸定位法

又称"手指同身寸取穴法"，是以患者的手指为尺寸折量标准来测量定穴的方法。临床常用的有以下三种（图1-3）。

1. 中指同身寸　是以患者中指中节屈曲时内侧两端纹头之间的距离作为1寸，可用于四肢部取穴的直寸和背部取穴的横寸。

2. 拇指同身寸　是以患者拇指关节的横度作为1寸，适用于四肢部的直寸取穴。

3. **横指同身寸** 又名"一夫法"，是令患者将食指、中指、环指和小指伸直并拢，以中指中节横纹为准，横量四指宽度作为 3 寸。

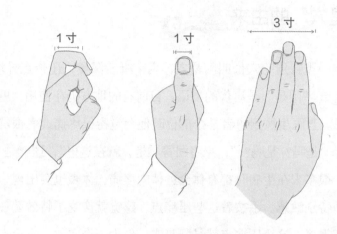

图 1-3　手指同身寸取穴法

简便取穴法

　　简便取穴法是前人在针灸临床实践中创立的许多简便易行的取穴方法。例如两耳尖直上取百会（图 1-4），两手虎口交叉取列缺（图 1-5），自然握拳中指尖所点处取劳宫，立正姿势垂手中指端取风市等。但是，为了定穴准确，在采用本法取穴时仍应结合前述的解剖标志或"骨度"分寸取穴法互相参照，力求准确定位。

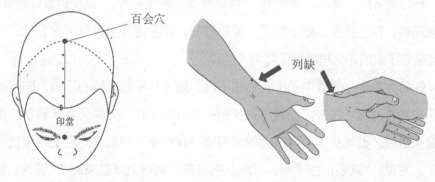

图 1-4　两耳尖直上取百会穴　　　**图 1-5　两手虎口交叉取列缺**

　　简便取穴法对于没有接触过专业学习的老百姓来说，显得简单易懂，更便于识记和操作，对于家庭保健来说更是方便快捷，值得推荐。

"阿是穴"的由来

中医学有一类特别的穴位叫阿是穴，名字听着深奥，还带点异域风情，其实道理很简单。"阿是"是唐代的吴语，目前有的地方仍在使用，就是"是吗？"的意思。当医生按到患者某个部位时他会觉得很疼痛或者很舒服，此时医生问患者"是吗？是吗？"，患者回答"是，就在这里"，这就是"阿是"的真正含义。很多人在生病时都有体会：体内疼痛，体表也会出现一两个压痛点，对疼痛特别敏感。手按着这些压痛点，感觉就像吃了特效药一样，疼痛顿时会缓解很多。这个压痛点就是阿是穴。作为一个穴位，它没有固定的名称和位置，但按着它，疼痛症状会缓解很多。阿是穴的发现和唐代著名医学家孙思邈有关，由其所著《备急千金要方》最早记载并流传后世。

相传孙思邈约70岁那年，一天清晨，他正在屋里编写《备急千金要方》。突然一位乡邻急匆匆地走了进来："孙先生，昨天我路过青石村，见陈阿大的病越来越重啦！已经痛得昏死过几次，看样子活不长了。他吃了许多药，也扎过许多针灸，仍然痛得厉害。他很想请您去治一治，只是家里很穷，怕付不起诊金呀！"

孙思邈听后，毫不迟疑地说："我现在就去给他看看。"边说边备好银针，背起药囊，拄上拐杖，就上路了。黄昏时分，孙思邈终于赶到了青石村，在一座破烂不堪的茅舍里找到了陈阿大。

陈阿大躺在一张破席子上，昏迷不醒。经过孙思邈的尽心抢救，陈阿大终于在半夜清醒了过来。他看见孙思邈在为自己治疗，又惊又喜又感动，想坐起来道谢，谁知身体稍微一动就又刀割一样地痛了起来，孙思邈连忙扶他躺下，并说："只要止住了痛，再吃几剂汤药，病就会好起来的。"说着，他又给陈阿大扎了止痛针。

但是银针拔出来后陈阿大还是痛得大声呻吟，孙思邈另选穴位又扎了针，仍然没有见效。他按古医书中记载的止痛穴位一个接一个地扎着，能用的穴位都扎过了，疼痛还是没有止住。孙思邈心想：人体上的穴位难道只有古书中写的这些，就没有别的吗？

孙思邈想了一阵，问陈阿大哪里最痛？陈阿大痛得有气无力地说："右、右、右……腿。"孙思邈于是选中右腿的一个部位，用拇指轻轻地按了下去，问："是不是这里？"陈阿大摇了摇头。孙思邈耐心地又按了好几处，他还是一直在摇头。当按到膝关节左上方一个部位时，他突然叫了起来："阿—是—是这里！"

孙思邈于是就将银针从这里扎了下去。陈阿大痛苦的面容终于舒展了，他抹了抹满头的大汗说："先生，您这一针可真灵呀！针一进，我浑身一麻，就不痛啦！"他抬头瞧了瞧扎针的部位，好奇地问："先生，这叫啥穴呀？怎么针一进痛就止住了呢？"

孙思邈额头上深深的皱纹展开了，眼睛眯成了两条缝，笑着说："你刚才不是说'阿—是—'吗？这就叫'阿是穴'呀！"

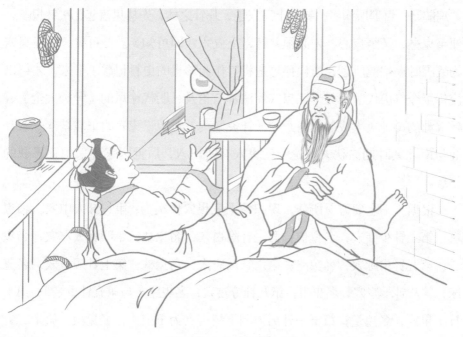

孙思邈命名"阿是穴"

此后，"阿是穴"的叫法便流传下来了。不难看出阿是穴其实没有固定的位置和名称，它的取穴方法就是以痛为腧，即人们常说的"有痛便是腧"。临床上医生根据按压病人有酸麻胀痛重的感觉和皮肤变化时予以认定，这类穴位多位于病变的附近，对疼痛性疾病的疗效显著，临床广泛用于止痛。

十三鬼穴

针灸是中华民族伟大的智慧结晶，它的作用效果已被世人广泛认可。有些穴位的名称很有意思，比如"十三鬼穴"。猛然一听，这名称是不是带点封建迷信的色彩啊？其实，它是古代治疗癫狂等精神疾病的十三个经验效穴的名称，这里就来详细地介绍一下"十三鬼穴"。

1. **十三鬼穴的由来及出处** 古人认为精神疾病是由鬼邪作祟所致，故把治疗这类疾病的穴位称作"鬼穴"。十三鬼穴的概念出自唐代大医学家孙思邈（公元581—682年）著的《备急千金要方·卷十四·风癫第五》，书中云："扁鹊曰：百邪所病者，针有十三穴也，凡针之体，先从鬼宫起，次针鬼信，便至鬼垒，又至鬼心，未必须并针，止五六穴即可知矣。"可见，十三鬼穴为战国时期扁鹊所创，唐代孙思邈将其作为珍贵的史料记载了下来，才得以流传至今。历代医家对十三鬼穴疗法都有论及，明代徐凤的《针灸大全》、杨继洲的《针灸大成》、高武的《针灸聚英》对十三鬼穴的记载基本一致，而与南北朝时期徐秋夫所论十三鬼穴有所出入，后世医家多采用孙思邈的记载。

根据《千金要方》所载，现归纳十三鬼穴依次为：第一针人中穴，名鬼宫；第二针少商穴，名鬼信；第三针隐白穴，名鬼垒；第四针太渊穴，名鬼心；第五针申脉穴，名鬼路；第六针风府穴，名鬼枕；第七针颊车穴，名鬼床；第八针承浆穴，名鬼市；第九针劳宫穴，名鬼路（与第五针重名）；第十针上星穴，名鬼堂；第十一针男为阴下缝，女为玉门头，名鬼藏；第十二针曲池穴，名鬼臣；第十三针当舌中下缝之海泉穴，名鬼封。

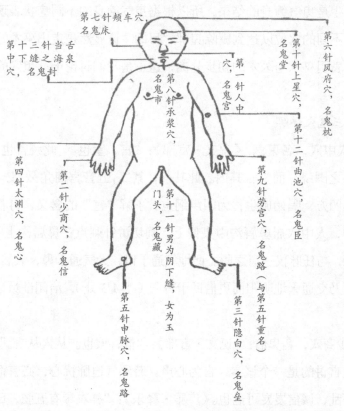

第七针颊车穴，名鬼床

第十三针当舌中下缝之海泉穴，名鬼封

第八针承浆穴，名鬼市

第一针人中穴，名鬼宫

第十针上星穴，名鬼堂

第六针风府穴，名鬼枕

第十二针曲池穴，名鬼臣

第四针太渊穴，名鬼心

第二针少商穴，名鬼信

第十一针男为阴下缝，女为玉门头，名鬼藏

第九针劳宫穴，名鬼路（与第五针重名）

第五针申脉穴，名鬼路

第三针隐白穴，名鬼垒

2. 十三鬼穴诠释　在理解十三鬼穴前，先明确何谓"鬼"。《说文·鬼部》云："鬼，人所归为鬼。从人，像鬼头，鬼阴气贼害，从厶。"这一释义体现了一个相当古老的观念。《尔雅·释训》云："鬼之为言归也。"鬼者归——谓死人为归人，换言之，鬼是由人变的，人鬼本是一体。鬼有所归，乃不为厉。如《左传·成公十年》："晋侯梦大厉，被发及地，搏膺而踊，曰：'杀余孙，不义。余得请于帝矣。'"这个"厉"，指怪异恐怖的大鬼。古人谓绝后冤屈之鬼为厉。由此得出对"鬼"的两点归纳：

一是人鬼同体，鬼与人的死亡及死亡意识有关，鬼只"存在"于人间，是"人所归"的直接结果。二是装扮"鬼象"的巫师（实际还是人）以"驱鬼"的巫术仪式在装神弄鬼，同样表现的是人事，只是采取了荒诞怪异的形式。

既然鬼与人的死亡有直接关系，而导致人死的主因是疾病，则先民认为疾病的发生是鬼气缠身的结果，所以根据鬼气缠身的不同症状表现，采用针刺或灸疗不同的穴位以达到驱除鬼邪之目的。这显然是走出巫术的一个历史性进步，表明巫术与医术的初步分离，这正是我们讨论十三鬼穴的文化意义所在。

3. 十三鬼穴详解

(1) 人中穴，名鬼宫：《说文·宫部》："宫，室也。"此统言也，若细分，宫言其外之围绕，而室言其内。此其一；其二，五音宫商角徵羽，宫，中也，居中央唱四方，唱始施生，为四声纲也。了解"宫"的含义，再看人面，鼻乃面之中，人中穴居鼻唇沟中央偏上，确切讲针刺点在鼻唇沟上 1/3 处，为督脉所主，与任脉仅一口之隔。而地气通于口，天气通于鼻，人居天地之间，则人中穴乃交通天地阴阳而更借助于督阳（上 1/3 处），治闭证厥证足以开窍醒神。

(2) 少商穴，名鬼信：《说文·言部》："信，诚也。从人从言。"听其言观其行，人言讲的是一个诚字，言为心声。若邪气迫肺扰心，必言而无信，甚至谵语狂乱，诚信岌岌可危也。《广雅·释乐》："神农琴有五弦，曰宫商角徵羽，文王增二弦，曰少宫、少商。"商乃肺音，禀金秋肃杀之气，肺经之根，由阴出阳（手阳明），故曰少商。少商乃肺经井穴，井主心下满，急刺井穴，主治邪热迫肺扰心，痰热惊风、谵语狂乱者，故取少商穴点刺出血，确有清泄肺热、清心除烦、开窍安神之功。

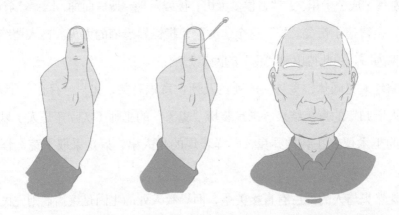

(3) 隐白穴，名鬼垒：《说文·垒部》："垒，系墼也。"墼，俗谓之土墼，即未烧的砖坯。积墼为墙曰垒。五行中火生土，此"垒"乃未经火生之湿土，属弱土可知。以此喻足太阴脾经之病大都湿土为患。隐者，顾名思义有隐匿潜藏孕育含义；色白入肺，指手太阴肺经言；隐白穴属足太阴脾经井穴，脉气之所出，足太阴脾经属土，土生金，其脉上于胸与手太阴肺经脉气相接。故隐白者，金隐于上是为生金荣肺之象。主治喘满腹胀，脾虚泄泻，女子崩漏及湿热带下等。

(4) 太渊穴，名鬼心：《说文·心部》："心，人心，土藏也，在身之中。"表明心在身体内部中心，心主血脉，心火生脾土，脾土又生肺金，而肺朝百脉，心肺因"土藏"而具有一种强大的互生能力。更在于太渊在五行穴性中属土，又是"脉会"，与这"心""土藏"生理上连为一体。

太者大之甚也，渊者回水也，深也。故太渊穴作为肺经原穴、脉之大会，起到脉气深聚的重要作用。对于肺气虚损及心肺气虚者，针太渊穴（补法）是首选。

(5) 申脉穴，名鬼路：《说文·足部》："路，道也，从足。"即路在脚下。云鬼路者，有夜间行走义，病如目疾目盲之人。申时气血注于足太阳膀胱脉，故曰申脉。又申者伸也，申脉穴为八脉交会穴之一，通阳跷，为阳跷脉之起始。跷者健也，展足则行也。《素问·缪刺论》："邪客于足阳跷之脉，令人目痛，从内眦始，刺外踝之下半寸所各二痏（即申脉穴），左刺右，右刺左，如人行十里顷而已。"故申脉穴主治腿脚拘挛酸软，并主目疾。

(6) 风府穴，名鬼枕：《说文·木部》："枕，卧所荐首者。"即睡卧时举荐于头之物谓枕。风府穴恰位于项部后发际直上一寸，即枕骨外隆突两

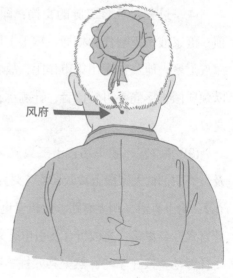

风府

斜方肌间凹陷处。《会员针灸学》："风府者，风邪所入之府，脑后之空窍也。"又云："有从风门而入者，一中即入脏，为阴中风，险恶已极；有从风市而入者，即阳中风，发半身不遂。心志语不乱，不伤内脏。"故对癫狂、中风舌强不语、颈项强急等，可清热散风豁痰开窍，是为要穴。

(7) 颊车穴，名鬼床：《说文·木部》："牀，安身之坐者。"这是牀的本义，引申为承物、托举之器。车有承载转动之能，耳前颧侧面为颊，下颌骨又叫牙车骨，总载诸齿咀嚼转动开阖，其用如车，穴当其上，故名颊车。这是就字面的意思。从中医角度，肾主骨，齿为骨之余，肾的精气充足则牙齿坚固润泽，而肾的精气需要胃气后天之本源源不断的补充，足阳明胃经乃多气多血之经，主承载气血物质如器物托举一般上输于面。

名鬼床者，是言其病，临证见颌面颊肿、牙床肿痛、开阖不利，或面瘫口㖞，或牙关紧闭、口禁不语，针刺颊车是必不可少之穴。

(8) 承浆穴，名鬼市：《说文·市部》："市，买卖所之也。"即买卖所达之处为市。本义是集市。引申为聚集、汇聚义。承浆穴位于下颌唇沟正中凹陷处，承是承受，浆指较浓的液体，这个液体主要来自肾水，汇聚于任脉的承浆穴。按照《黄庭内景经》的解释，这个浆液由舌下渗透而出，汇于天池承浆穴，再经舌尖舔送至上腭（通督脉），转继下流入咽喉而下咽。

这一过程是任督二脉的交接：即肾水—聚至任脉—通督—再从督脉升顶—落浆液于下与任脉相通。承于上而落于下，故名承浆。所以这个"口中津液汇聚天池"古人用集市作比，故名鬼市。余本任督交接之论，对颈椎病以颈项僵直疼痛不可转侧者，针刺承浆穴并令患者带针活动，每有立竿见影之效。

(9) 劳宫穴，名鬼路：十三鬼穴之五——申脉穴，别名称鬼路，前已述及。清朝训诂大家段玉裁云："《说文》：路，道也。谓之道路，此统言也；《周礼》：沦上有道，川上有路。此析言也；《尔雅》：路，大也。此引申之义也。"劳宫穴亦名鬼路，是取析言及引申之义。夫沦道川路，劳苦之行也。劳宫者，手任劳动，穴在掌心。然究其穴性：劳宫乃手厥阴心包经之荥火穴，心包为心之外围,性属相火,臣使之官也,位居中宫代心受邪而劳,火经火穴固守至尊之宫,唯此为大也!故本穴主火热为病。名鬼路者,言其病犹鬼邪傍身而行,属癫病精神类疾患,故针刺劳宫有清热镇惊、开窍醒神、凉血、导热下行之功。

(10) 上星穴,名鬼堂:《说文·土部》:"堂,殿也,从土。"段玉裁注:"堂之所以称殿者,正谓前有陛,四缘皆高起,沂鄂显然,故名之殿。许以殿释堂者,以今释古也,古曰堂,汉以后曰殿。"《释名·释宫室》:"堂谓堂堂,高显貌也。"这是堂的引申义。古有前堂后室之说,堂为正室。

上星穴位于前额正中入发际一寸处,如星之居上。穴居头上属督脉,诸阳所聚,正正堂堂,高显貌也。凡风热上攻,壅塞头面清窍之病,如鼻塞不闻香臭、目痛不可远视等,针刺上星有疏通经气、清热利窍之功。

(11) 阴下缝(男)/玉门头(女),名鬼藏:《说文·艸部》:"藏,匿也。"匿者,隐藏、隐蔽之义。顾名思义,名鬼藏属人体私处的隐蔽部位。据李磊《针灸歌赋选读》注解:"男为阴下缝,在阴茎根部与阴囊相交处正中;女为玉门头,在女性外生殖器部阴蒂头上。"显然不是会阴穴(会阴穴乃冲、任、督三脉之会,位于前后阴之间,属阴阳合穴)考任脉为阴脉之海,起于中极之下,少腹之内,会阴之分,鬼藏穴居其内,当主治男女生殖疾患。《素问》:"任脉为病,男子内结七疝,女子带下瘕聚。"《千金要方》给出具体治法:"第十一针阴下缝,灸三壮,女人即玉门头,名鬼藏。"可见,该穴以温通为大法。

(12) 曲池穴,名鬼臣:《说文·臣部》:"臣,牵也,事君者,象屈服之形。"《说文》:"牵,引前也。"很形象地表明臣是引见者,

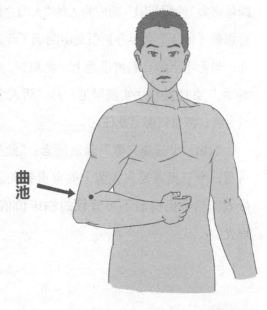

曲池

引至君前而事君之左右，谦恭之态如在眼前，确像屈服之形。深者为渊，浅者为池。曲池穴，曲者弯曲也，屈肘即见外侧横纹尽头之凹陷处，形如浅池故名。曲池为手阳明大肠经合穴，穴性属土，谦谦君子之性也。《会元针灸学》描述曲池穴为："阳经有阴气所聚，阴阳通化，治气分亦能养阴。"

针刺该穴清热生津，实具阳明白虎汤之妙。亦可治疗外感热病、咽喉肿痛、目赤牙痛，以及肩臂肘腕疼痛之循经病症。

(13) 海泉穴，名鬼封：《说文·土部》："封，爵诸侯之土也。从之土从寸，守其制度也。公侯百里，伯七十里，子男五十里。"许慎在这里不厌其烦，对封字着墨甚多，指出封即封侯，帝王按爵位的不同等级（公侯伯子男）把土地分给臣属们。从土是封的本义；守其制度乃从寸之意，凡法度曰寸。引申为畛域界限，王公曰丘，诸臣曰封，又引申为大也。

海泉穴顾名思义乃海水之源头，较比它周边的承浆穴（天池），经外奇穴金津、玉液，稍远端的曲池穴（池为浅水），唯海泉为大，且位居舌下中点处（舌下系带两侧静脉左为金津，右为玉液，海泉居中），如封侯之首，位置作用不可替代，并以法度形式确立，足见其位之尊也，故名鬼封。

有趣的是，海泉穴非正经亦非奇经，也不是经外奇穴，没有"名分"，竟跨越诸多"畛域界限"而成为人体"大海之源泉"，其中深意，吾辈岂能悟得？孙思邈《备急千金要方》引文中明确了此穴的位置与操作："第十三针舌头一寸，当舌中下缝，刺贯出舌上，名鬼封，仍以一板横口吻，安针头，令舌不得动。"如此操作法实属罕见，乃"活人之术"，闭证、厥证属阳盛实热危在旦夕者，海泉穴担当此任。

正如"十三鬼穴歌"最后所言："此是先师真妙诀，猖狂恶鬼走无踪。"可见，十三鬼穴是先人留下的宝贵针灸遗产之一，尤其对精神神志疾病的疗效，至今仍有着不可替代的临床价值，不能因冠"鬼穴"之名而掩质埋光。

古代九针的演变

对针灸有一定了解的人可能知道，在针灸治疗疾病过程中，除了普通的针灸针直接针刺穴位，还有梅花针（属于皮肤针）叩刺皮肤表面、三棱针点刺出血、芒针透刺多穴、火针治疗疼痛顽疾等方法，广泛应用于临床，根据不同的病证，选用不同的针刺方法。其实，在古代有"九针"之说，现代的针具及方法都是从其演变而来。

"九针"概念

古代九种针具，即镵针、圆针、锃针、锋针、铍针、圆利针、毫针、长针和大针。

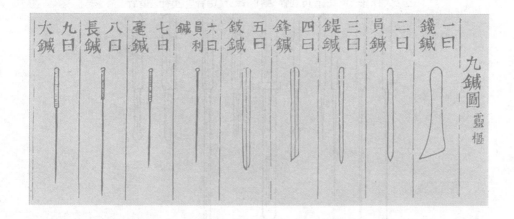

"九针"的解读

"九针"出自《黄帝内经》。《灵枢·九针十二原》《灵枢·九针》《灵枢·官针》等篇均有记述，详细记载了九针的分类、名称、形状长度、适用范围等。《灵枢·官针》篇："九针之宜，各有所为，长短大小，各有所施也。"其中圆针、锃针用于体表按压；铍针用于切开排脓；其余用于不同部位的针刺或刺血。另外，《黄帝内经》中"九针"不仅指具体的九种针具，还被用以泛指针具，或针刺疗法，或针道。如《灵枢·外揣》篇："夫九针者，小之则无内，大之则无外，深不可为下，高不可为盖，恍惚无穷，流溢无极，余知其合于天道、人事、四时之变也，然余愿杂之毫毛，浑束为一，可乎？岐伯曰：明乎哉问也，非独针道焉，夫治国亦然。"此处"九针"实指"针道"。《针灸聚英》卷四载有"回阳九针歌"："哑门劳宫三阴交，涌泉太溪中脘接，环跳三里合谷并，此是回阳九针穴。"实际恰为九个腧穴，以代表针刺疗法的"九针"名之而显其宝贵。《灸法秘传·凡例》："古圣用九针，失传久矣。今人偶用者不但不谙针法，亦且不熟《明堂》，至于灸法亦然也。"此处"九针"亦谓针道。

现今，"九针"之术语已经使用不多，主要是因为针具的制作材料和技术水平的发展，以及治病方法的进步等因素，九针中部分针具已经不用，部分针具有所演变，对针具的分类方法更为科学合理。但古医籍中有关九针的载述，对今天认识针刺疗法及其理论，仍具有重要意义。

大针 长针 毫针 员利针 铍针 锋针 锃针 员针 镵针

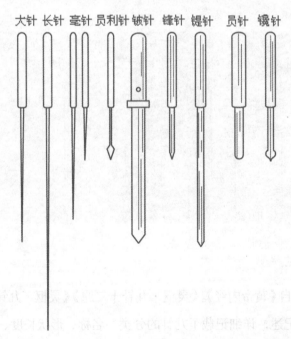

九种针具的应用

1. **镵针** 后人又称箭头针。见《灵枢·九针十二原》篇："一曰镵针，长一寸六分……头大末锐，去泻阳气。"主要用于浅刺皮肤出血，治疗头身热症等。又《灵枢·官针》篇："病在皮肤无常处者，取以镵针于病所、肤白勿取。"近代在此基础上发展为皮肤针。

2. **圆针** 后人又称圆头针。《灵枢·九针十二原》篇："二曰员针，长一寸六分……针如卵形，揩摩分间，不得伤肌肉，以泻分气。"《灵枢·官针》篇："病在分肉间，取以员针于病所。"说明其针头卵圆，用以按摩体表，治疗筋肉方面的病痛。

3. **锃针** 近代有称作推针。其针体较粗大，针尖钝圆而微尖，如黍粟一样，长3.5寸。用于按摩经脉，按压穴点，不入皮肤，而有导气和血、扶正祛邪功效。《灵枢·九针十二原》篇："锃针者，锋如黍粟之锐，主按脉勿陷，以致其气。"《灵枢·九针论》篇："锃针，取法于黍粟之锐，长3.5寸，主按脉取气，令邪出。"《灵枢·官针》篇："病在脉，少气当补之者，取以锃针于井荥分输。"可用于虚证、疼痛证。

4. **锋针** 亦称三棱针。《灵枢·九针论》篇："锋针，取法于絮针。筩其身，锋其末，长一寸六分，主痈热出血。"又《灵枢·九针十二原》篇："锋针者，刃三隅，以发痼疾。"是一种体呈圆柱，针尖锋利，三面有刃的针具。用于浅刺出血，治疗热病、痈肿及经络痼痹等疾病。

5. **铍针** 亦称针、铍刀、剑针。《灵枢·九针论》篇："铍针，取法于剑锋，广二分半，长四寸，主大痈脓，两热争者也。"《灵枢·九针十二原》篇："铍针者，末为剑锋，以取大脓。"其针形如宝剑，针尖如剑锋，两面有刃，长四寸，宽二分半。主治痈疽脓疡，可以切开排脓放血。

6. **圆利针** 《灵枢·九针十二原》篇曰："六曰员利针，长一寸六分……大（尖）如氂，且员且锐，中身微大，以取暴气。"是一种针体细小而尖微大圆利的针具，适于刺痈肿痹病。

7. **毫针** 《灵枢·九针十二原》篇："毫针者，尖如蚊虻喙，静以徐往，微以久留之而养，以取痛痹。"古制毫针长1.6寸（一说3.6寸），尖细如蚊虻之喙，用于治疗邪客经络所致痛痹等疾病。现代临床中应用的毫针为不锈钢制造，规格有 0.5 寸、1 寸、1.5 寸、2 寸、3 寸、4 寸等数型，粗细规格为 26、28、30、32 号，号码小者细，26 号以上者称巨针，4 寸长以上者称芒针。毫针是针灸临床中最为普遍应用的针具。

8. **长针** 又名环跳针。《灵枢·九针论》篇："长针，取法于綦针，长七寸，主取深邪远痹者也。"《灵枢·九针十二原》篇："长针者，锋利身薄，可以取远痹。"其针身长，针尖锋利，而针身细薄，模仿綦针的式样制成，长 7 寸。现代所用芒针类此。主治邪气深着，日久不愈的痹病。

9. **大针** 《灵枢·九针十二原》篇："九曰大针，长四寸……尖如梃，其锋微员，以泻机关之水也。"《黄帝内经太素》卷二十一杨上善注："梃，当为筳，小破竹也。"意指针身粗如竹筳。又《灵枢·官针》篇："病水肿不能通关节者，取以大针。"古代多用于关节水肿。后人将此针于火上烧红后刺病，称火针。《针灸聚英》卷三："火针，以火烧之可用，即九针中之大针是也。"《针灸大成》卷四即将大针称作"火针，一名燔针"。近人有应用巨针，与大针相类。

何谓艾灸

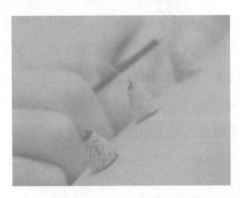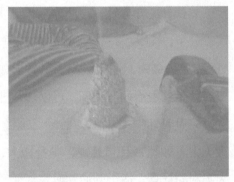

现代生活中，艾灸养生越来越受到人们的青睐。那么，什么是艾灸呢？它有什么作用呢？

艾，是大家很熟悉的植物，每年端午节，除了吃粽子的习俗外，很多人会买一捆艾草放在自家门口，据说能发挥辟邪的作用。艾灸就是用艾草的叶子为材料，加工制成艾绒，点燃后在身体特定的部位或穴位，直接或间接地进行烧灼，以达到强健身体或治疗疾病的一种中医治疗方法。灸在汉代许慎所著《说文解字》中是这样解释的："灸，灼也，从久，灸乃治病之法，以艾燃火，按而灼也。"我们从这个字的字形上看也可理解它的意思，上面是久，下面是火，灸就是用火长时间的烧灼体表穴位来防病治病的。

在艾灸中，艾绒是最主要的材料，它是由艾叶经过加工制作而成。艾叶有一些粗梗和灰尘等杂质，不利于燃烧，所以需要进行加工。古代通常是将艾叶风干后，放在石臼、石磨等加工工具中，反复进行捣捶和碾轧，然后通过反复筛除，将其中的粗梗、灰尘等杂质去掉，只剩下纯粹的艾纤维，古人说它柔软如棉，所以称之为艾绒。艾绒的质量对艾灸效果有较大影响。劣质的艾绒不细致，杂质多，燃烧时火力暴躁，容易造成灼烧的痛苦，不利于治疗。好的艾绒应当是火力温和持久，穿透力强，才能达到治疗效果。

艾灸的作用功效

艾灸的作用主要体现在以下六个方面。

1. **通经活络**　经络是气血运行之通路，经络通畅，则利于气血运行，营养物质之输布。寒湿等病邪，侵犯人体后，往往会闭阻经络，导致疾病的发生。艾灸借助其温热肌肤的作用，温暖肌肤经脉，活血通络，以治疗寒凝血滞、经络痹阻所引起的各种病证。

2. **运气活血**　气是人的生命之源，血为人的基本物资，气血充足，气机条达，人的生命活动才能正常。艾灸可以补气、养血，还可以疏理气机，并且能升提中气，使得气血调和以达到保健的目的。

3. **祛湿散寒**　气血的运行，遇寒则凝，得温则散。中医学认为，血见热则行，见寒则凝，故一切气血凝涩的疾病，均可用温灸来治疗。艾灸疗法通过对经络腧穴的温热刺激，起到温经通络、散寒除痹的作用，以加强机体气血运行，达到治疗和保健的目的。艾是纯阳植物，加上火的热力渗入阳气驱出阴邪，

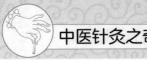

艾灸疗法对湿寒之证特别有效。

4. **调节阴阳** 古人对人体的阴阳调和异常重视，而人体阴阳若平衡，则身体健康，阴阳失衡人就会发生各种疾病。艾灸可以调节阴阳补益的作用，从而使失衡之阴阳重新恢复平衡。

5. **回阳救逆** 古人认为"药之不及，针之不到，必须灸之"。艾灸回阳救逆的作用在古书上就有记载。气阴两脱急取神阙、关元艾灸以回阳救逆。阳气虚弱不固，轻者下陷，重者虚脱。艾叶性属纯阳，火本属阳，两阳相合，可益气温阳，升阳举陷，扶阳固脱。

6. **防病保健** 现代科学证实，灸法能加强白细胞的吞噬能力，加速各种特异性和非特异性抗体的产生，提高其免疫效应，增强人体免疫功能。同时灸法还能改善人体各个系统的功能，提高人体的抗病能力，从而有利于多种疾病的康复，对现代的亚健康有很好的调节作用。

艾灸养生保健

作为中医传统保健学的重要组成部分之一的保健灸，正以其简便易行、天然无害、成本低廉的特点越来越受到人们的重视。中医艾灸保健源远流长，自古就有医籍记载，在现代更应有新的发展，我们应该认真挖掘传统医学宝库中的精华，并与现代知识相结合，更好地推广应用，使保健灸在现代生活中充分地发挥作用，为人民服务。

保健灸的机制主要为艾的温通作用与火的阳热属性及所隔物的药物属性，通过腧穴经络，内达脏腑，调节脏腑经络，使机体阴阳平衡，气血调和，达到增强体质、预防疾病和延年益寿的目的。

常用保健穴根据其功效有以下四类。

1. **培元固本，壮阳益气，补益虚损** 有关元、神阙、气海、肾俞、膏肓、命门、三阴交、涌泉等穴。例如，关元、神阙、气海常用温和灸能补肾壮阳益气，增强先天之本——肾的功能，延缓脏腑功能的衰退。

2. **健脾益胃，培补后天** 有足三里、中脘、天枢、上巨虚、神阙等穴。

例如足三里、中脘常用温和灸能使消化系统功能旺盛，预防胃肠疾病，上巨虚隔姜灸预防肠胃炎，神阙、天枢隔姜灸预防小儿泄泻。

3. 平衡阴阳，调畅气血　有足三里、神阙、悬钟等穴。例如，足三里配悬钟化脓灸，可预防心血管疾病，神阙穴温和灸可预防动脉硬化，风门穴温和灸预防高血压病。

4. 调和营卫，密固肌表　有大椎、风池、肺俞、身柱、风门、曲池等穴。例如，肺俞隔姜灸可预防支气管炎，风池温和灸预防感冒，身柱温和灸可增强小儿体质。

现代实验研究证明，艾灸后，通过对机体功能的调节，能抵抗和减弱各种致病和致衰老因素对机体的影响。在免疫方面，艾灸可调整和增强机体的免疫功能，对机体的体液免疫和细胞免疫具有良性的双向调整作用。在延缓衰老方面，能改善脏腑功能，调节内分泌，促进新陈代谢。在预防疾病方面，艾灸能改善血液循环，降低血脂，从而预防心脑血管疾病的发生。

艾灸禁忌

艾灸的原理是以火熏灸，如果施灸不注意有可能引起局部皮肤的烫伤；另一方面，施灸的过程中要耗伤一些精血，所以有些部位或有些人是不能施灸的，这些就是施灸的禁忌。古代施灸法的禁忌较多，有些禁忌虽然可以打破，但以下五个禁忌是应该遵守的。

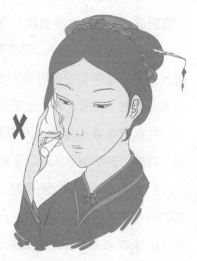

(1) 凡暴露在外的部位，如颜面，不要直接灸，以防形成瘢痕，影响美观。

(2) 皮薄、肌少、筋肉结聚处，妊娠期妇女的腰骶部、下腹部，男女的乳头、阴部及男性的睾丸等不要施灸。另外，关节部位不要直接灸，大血管处、心脏部位也不要灸。

(3) 极度疲劳、过饥、过饱、酒醉、大汗淋漓、情绪不稳时忌灸，妇女经期忌灸。

(4) 患传染病、高热、昏迷、抽风期间忌灸，气血衰竭、形销骨立者忌灸。

(5) 无自制能力的患者及精神病患者忌灸。

施行艾灸多注意

艾灸具有简便易行、经济实用、应用广泛、疗效确切的优点。但任何一种治疗方法都有它本身的适应证，不能包治百病，艾灸亦是如此。并非所有的部位都适合艾灸，也并非所有的人都适合艾灸。艾灸时有哪些需要注意的呢？

1. 专心致志，耐心坚持　施灸时要集中思想，不要分散注意力，以免艾条移动，不在穴位上，徒伤皮肉，浪费时间。若施用的是养生保健灸，则要长期坚持，偶尔灸是收不到预期效果的。

2. 要注意体位、穴位的准确性　体位一方面要适合艾灸的需要，同时要注意舒适、自然，要根据处方找准部位、穴位，以保证艾灸的效果。

3. 小心防火　化纤、羽绒等质地的衣服易燃，因此，施灸时一定要注意防火，尤其是施艾炷灸时更要小心，以防艾炷翻滚脱落。施艾条灸后，可将艾条点燃的一头塞入直径比艾条略大的瓶内，以利于熄灭。

4. 注意保暖和防暑　因施灸时要暴露部分体表部位，在冬季要保暖，在夏天高温时要防中暑，同时还要注意室内温度的调节和通风。

5. 防止感染　施化脓灸时，如果施灸不当引起局部烫伤，可能产生灸疮。切记不要把疮弄破，以防感染，如果已经破溃感染，要及时使用消炎药。

6. 掌握施灸的程序　如果施灸的穴位多且分散，应按先背部后胸腹，先头身、后四肢的顺序进行。

7. 循序渐进　初次施灸，要注意掌握好刺激量，先少量、小剂量，如用小艾炷，或灸的时间短一些，剂量小一些，逐步增大剂量，不要一开始就大剂量施灸。

8. **注意施灸的时间**　不要饭前空腹施灸，也不要饭后立即施灸。另外，有些病症对施灸也有时间要求，如失眠症要在临睡前施灸。

9. **防止晕灸**　晕灸虽不多见，但是一旦晕灸则会出现头晕、眼花、恶心、面色苍白、心慌、出汗，甚至晕倒等症状。发现晕灸，要立即停灸，并躺下静卧，再加灸足三里，温和灸 10 分钟左右。

10. **注意施灸温度的调节**　对于皮肤感觉迟钝者或小儿，用食指和中指置于施灸部位两侧，以感知施灸部位的温度，做到既不致烫伤皮肤，又能收到好的效果。有的人灸后会起水疱，不要紧张，属于正常现象。如果是很小的疱可以自行吸收，大的水疱用无菌注射器抽干，再涂抹烫伤膏即可，或者用艾灰涂抹上去也可以。但是起疱的部位避免碰水，防止感染。

大病宜灸

中医学认为，对于大病久病，艾灸可取得良好的临床效果。宋代名医窦材在其医学专著《扁鹊心书》中指出："医之治病用灸，如做饭需薪，今人不能治大病，良由不知针艾之故也。世有百余种大病，不用灸艾、丹药，如何救得性命，劫得病回？"医生治病使用艾灸，就像做饭需要柴火一样，很多大病不用艾灸就不能将病治愈，由此提出了"大病宜灸"的观点。

窦材的观点认为，艾灸用于治大病要及时，如果用迟了，人的真气已脱离身体，再好的艾灸也没用。大病如果及早用艾灸治疗，可以使阳气不断绝，保住一线生机，逐渐恢复健康。他主张大病要多用艾灸，因为三五十壮一次的灸法，治疗小病可以，除掉病根力量就不够，所以他主张大病一次要灸五百壮以上才能够有效。

《孟子·离娄篇》中有一句："七年之病，求三年之艾。"此成语本意是指凡事要平时多准备，事到临头再想办法就迟了。后被历来的艾灸专家和爱好者们奉为经典，引申为大病、重病的发生是日积月累、逐渐产生的，需用质

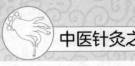
量更好的陈艾施灸，方能奏效。很多人是这样理解这句话的：七年之病，指的是大病、难治之病，三年之艾，指的是三年以上的陈艾。总结来说就是对于大病、重病，要用三年以上的陈艾来进行艾灸治疗才会发挥好的效果。这也告诉我们，大病、难治之病，宜用灸法。

大病宜灸的观点得到了后世很多中医学家们的赞同，艾灸的很多成功病例也证明，对于针药不能够取得效果的一些疑难病症，使用艾灸都能有良好的疗效，这让很多医学专家都叹服中医艾灸之神奇。现代的中医学家们研究认为，艾灸具有独特的穿透力，可以将药力渗透到针药不能到达的地方，"扁鹊见蔡桓公"的典故中说病入膏肓，针药所不能及也，就不再治疗了，其实如果采取艾灸治疗，时间长了还是有可能救得蔡桓公性命的。从艾灸的独特作用方面来讲，大病宜灸，确实是对艾灸功效很贴切的总结。

"七年之病，求三年之艾"也提示我们，陈艾比新艾的疗效好，因为陈艾确实比新艾有着显著的优点。新艾指当年采摘的艾叶做成的艾绒，这种艾绒燃烧时由于含有较多的挥发油，所以火力较大，燃烧很快，冒的烟也浓，常使人感受到灼烧的痛苦，容易烧伤皮肤，而且它的热力停留在皮肤浅层较多，通达经络的功能很弱，所以起不到较好的健身治病的效果。三年以上的陈艾，挥发油多数已挥发，燃烧后火力持久温和，烟也少，关键是其穿透力强，可以深入脏腑经络，所以有很好的疗效。因此，在市面上，"五年陈艾"比"三年艾""一年艾"更贵，道理即在于此。

穴位敷贴知多少

冬病夏治"三伏贴"

每年三伏天，很多医疗机构、保健养生机构甚至是私人诊所都会开展"穴位敷贴（三伏贴）"治疗项目，很多人也都体验过三伏贴。那么，三伏贴能治疗哪些疾病？适合你吗？需要注意哪些事项？冬病夏治之三伏贴，你了解多少？

冬病夏治是我国传统中医药的特色疗法，它是根据《素问·四气调神论篇》中"春夏养阳"和《素问·六节藏象论篇》中"长夏胜冬"的克制关系发展而来的中医养生治病的指导思想。冬病夏治是指对于一些在冬季容易发生或加重的疾病，在夏季给予针对性的治疗，提高机体的抗病能力，从而使冬季易发生或加重的病症减轻或消失，是中医学"天人合一"的整体观和"未病先防"的疾病预防观的具体运用。

穴位敷贴又称"天灸"，属灸法的范畴，是冬病夏治最常用的治疗方法。在夏季自然界阳气最旺盛的时间（三伏天），通过皮肤组织对药物有效成分的吸收产生对穴位的刺激作用，发挥益气温阳、散寒通络的功效，从而达到防治冬季易发疾病的目的，故称为"三伏灸""三伏贴"。现代研究发现，药物贴敷后可使局部血管扩张，促进血液循环，改善周围组织营养。药物透过表皮细胞间隙并经皮肤本身的吸收作用，使之进入人体血液循环而发挥明显的药理效应。另外，通过神经反射激发机体的调节作用，使其产生抗体，提高免疫功能，增强体质；还可能通过神经－体液的作用而调节神经、内分泌、免疫系统的功能。

三伏贴的适应证如下。

(1) 小儿反复感冒、厌食、消瘦、遗尿。

(2) 过敏性鼻炎、慢性鼻炎、支气管哮喘、慢性支气管炎、慢性咳嗽、反复感冒、慢性咽炎。

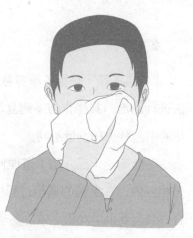

(3) 风湿与类风湿关节炎、肌膜炎、网球肘炎、冻疮。

(4) 慢性胃肠炎、慢性腹泻、脾胃虚寒、消化不良。

(5) 虚寒头痛、颈肩腰腿痛、胸腹痛等虚寒性疾病。

(6) 痛经、产后头痛、月经不调、月子病、更年期综合征等。

(7) 亚健康调理、任督二脉不通。

(8) 由免疫力低下和内分泌失调所致的各种疾病。

需要提醒的是，进行穴位敷贴治疗时一定注意以下事项。

(1) 敷贴疗法又称天灸，是选用对皮肤有较强刺激或烧灼性的药物敷贴在人体的穴位上，通过药物的渗透，使穴位局部皮肤充血、起疱、直到化脓、落疤，以刺激相关穴位，起到治疗疾病的作用，故敷贴后局部烧灼感、疼痛、发红，甚至发热、有分泌物等现象均属于正常反应。

(2) 适用人群为 2 周岁以上的儿童及成人。孕妇禁忌。

(3) 敷贴后局部皮肤须保持清洁，敷贴当天可用温水冲浴，如有水疱形成，小水疱勿弄破，可让其自行吸收，大水疱需要到医院进行处理。

(4) 治疗期间不宜游泳，不宜进行剧烈运动，避免受凉。

(5) 敷贴药物三天内禁食辣椒、花椒等辛辣刺激之物；禁食冰棒、冷饮、冰箱里的水果等生冷寒凉之物；禁食牛羊肉、鸡鸭、海鲜、鱼虾蟹等中医称之为发物的食物。

(6) 患者须遵医嘱，根据敷贴后皮肤的反应适当缩短或延长贴药时间，切勿擅自延长时间，以防灼伤皮肤。一般成人贴药 20～30 分钟，儿童及小儿贴药 5～10 分钟。

冬病冬养 "三九贴"

"冬病冬养" 是指冬季容易发生或加重的疾病，在三九天运用穴位敷贴疗法进行防治。其操作与冬病夏治之三伏灸类似，但根据气候特点的不同，运用的中药种类和剂量不同。

冬病冬养（三九贴）道理何在呢？中医学认为 "天人相应"，即人与自然是相应的，在疾病的调治过程中，将平衡人体阴阳与四季气候的特点有机结合，会起到事半功倍之效。冬季天气寒冷，"三九" 时节更是寒邪极盛，"冬病" 患者阳气更显不足，寒邪最易乘虚入袭人体，引发疾病。此时通过穴位敷贴，选用辛散温通的药物刺激穴位，激发阳气，温煦经络，驱散内伏寒邪，使宿疾易于恢复。敷贴时间一般在每年冬至开始，"三九" 每九天各敷贴 1 次，共敷贴 3 次。

"三九贴"和"三伏贴"同属穴位敷贴，归于防治"冬病"的范畴，二者是相辅相成的，可交替治疗，即三伏天行"三伏贴"，三九天行"三九贴"治疗，每年治疗 6 次，3 年为 1 个疗程。值得一提的是，个别皮肤易过敏的患者须在敷贴前向医生告知，以便医生掌握敷贴的时间及刺激量。请一定到正规医疗机构或保健机构进行穴位敷贴治疗，这样可减少因操作不当造成的皮肤破溃，提高和巩固疗效。

附 1：世界卫生组织推荐针灸治疗的多种病症

2002 年，世界卫生组织在《针灸临床研究报告的回顾与分析》的第三部分详细分析了针灸治疗病症的范围及疗效，具体如下：

(1) 已通过临床对照试验，证明针灸是一种有效的治疗方法的疾病、症状有：放疗和（或）化疗的不良反应、过敏性鼻炎（包括花粉病）、胆绞痛、抑郁症（包括抑郁性神经症和中风后的抑郁症）、急性细菌性痢疾、原发性痛经、急性胃脘痛（消化性溃疡、急性和慢性胃炎、胃痉挛）、面部疼痛（包括颅颌功能紊乱）、头痛、原发性高血压、原发性低血压、引产、膝关节疼痛、白细胞减少症、腰痛、胎位不正、妊娠呕吐、恶心和呕吐、颈部疼痛、口腔疼痛（包括牙齿疼痛和颞颌关节功能障碍）、肩周炎、术后疼痛、肾绞痛、类风湿关节炎、坐骨神经痛、扭伤、撞击、网球肘。

(2) 已初步证明针灸有效，但仍需进一步研究的疾病与症状有：腹痛（急性胃肠炎或因胃肠痉挛引起的）、寻常痤疮、酒精依赖和解毒、贝尔麻痹（面瘫）、支气管哮喘、癌症疼痛、心脏神经官能症、慢性胆囊炎急性发作、胆石症、竞争压力症候群、闭合性颅脑损伤、非胰岛素依赖型糖尿病、耳痛、流行性出血热、流鼻血（狭义，不含广义或原发性疾病）、结膜下注射引起的眼痛、女性不孕、面肌痉挛、女性尿道综合征、纤维肌痛和筋膜炎、胃动力功能障碍、痛风性关节炎、乙型肝炎病毒携带状态、带状疱疹、高脂血症、卵巢功能减退、失眠、分娩痛、哺乳不足、非器质性男性性功能障碍、梅尼埃病、神经痛（带状疱疹后）、神经性皮炎、肥胖、阿片

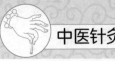

或可卡因和海洛因依赖、骨性关节炎、内镜检查引起的疼痛、血栓闭塞性脉管炎疼痛、多囊卵巢综合征（斯坦－勒旺塔尔综合征）、儿童气管拔管后、术后恢复期、经前期综合征、慢性前列腺炎、瘙痒症、神经根疼痛和肌筋膜疼痛综合征、原发性雷诺综合征、下泌尿道复发性感染、交感神经营养不良（反射性）、尿潴留（外伤）、精神分裂症、药物性唾腺分泌过多、干燥综合征、喉咙痛（包括扁桃体炎）、急性脊椎疼痛、颈部僵硬、颞下颌关节功能障碍、肋软骨炎、烟草依赖、抽动－秽语综合征、慢性溃疡性结肠炎、尿路结石、血管性痴呆、百日咳。

(3) 其他传统疗法难以奏效，且个别针灸临床对照试验报告有效，因此针灸值得一试。这样的疾病与症状有：黄褐斑、中心性浆液性脉络膜病变、色盲、耳聋、弱智、肠易激综合征、脊髓损伤导致的神经原性膀胱、慢性肺源性心脏病。

(4) 在提供了特殊的现代医学知识和足够的监测设备的条件下，可以让针灸医生尝试的疾病与症状有：呼吸困难的慢性阻塞性肺疾病、昏迷、婴儿惊厥、冠心病心绞痛、婴幼儿腹泻、儿童病毒性脑炎后遗症、渐进的和假性延髓麻痹。

附2：针灸之最

(1) 现存最早的经络学著作，是长沙马王堆汉墓出土的医学帛书中的《阴阳十一脉灸经》与《足臂十一脉灸经》。

(2) 最早对针灸理论进行系统总结的古典医籍，是《黄帝内经》。

(3) 现存最早最系统的针灸专著，是晋代皇甫谧著的《针灸甲乙经》。

(4) 最早的针刺工具，是砭石。

(5) 我国最早的女针灸家，是晋代的鲍姑，她擅长用艾灸治病。

(6) 最早绘制彩色经络图《名堂三人国》的医家，是唐代的孙思邈。

(7) 最早铸造针灸模型——铜人的医家，是北宋的王惟一。

(8) 最早提出"十四经"名称的医家，是元代的滑伯仁。

(9) 最早提出"腧穴"这一概念的医家，是北宋的王惟一。

(10) 最早提出"阿是穴"这一概念的医家，是唐代的孙思邈。

(11) 最早完整记载"八会穴"的医籍，是《难经》。

(12) 最早记载募穴的名称与位置的医籍，是《脉经》。

(13) 最早记载郄穴的名称与位置的医籍，是《针灸甲乙经》。

(14) 最早全面介绍灸法的医籍，是《外台秘要》。

(15) 现存最早的针灸医案作者，是西汉著名医家淳于意。

(16) 最早在政府医疗机构中设立针灸科并进行针灸专业教学的朝代，是唐代。

(17) 针灸最早传入的国家，是朝鲜。

(18) 最早传到国外的针灸专著，是《针灸甲乙经》。

(19) 针灸传到欧洲的最早时间，是公元 17 世纪。

(20) 十二经脉中循行最复杂的经脉，是足少阳胆经。

(21) 十二经脉中分支最多的经脉，是足阳明胃经。

(22) 十二经脉中腧穴最多的经脉，是足太阳膀胱经，共 67 个穴位。

(23) 十二经脉中腧穴最少的经脉，是手少阴心经和手厥阴心包经，各 9 个穴位。

(24) 十四经中分布募穴最多的，是任脉，6 个。

(25) 十二经脉中分布郄穴最多的经脉，是足少阴肾经，3 个。

(26) 十二经脉中联系脏腑最多的经脉，是足少阴肾经，联系心、肝、肺、肾、膀胱。

(27) 五脏六腑中经脉联系最多的脏腑是肺，联系手太阴、手少阴、手阳明、足少阴、足厥阴等经脉。

(28) 在头部穴位最多的经脉，是足少阳胆经，20 个。

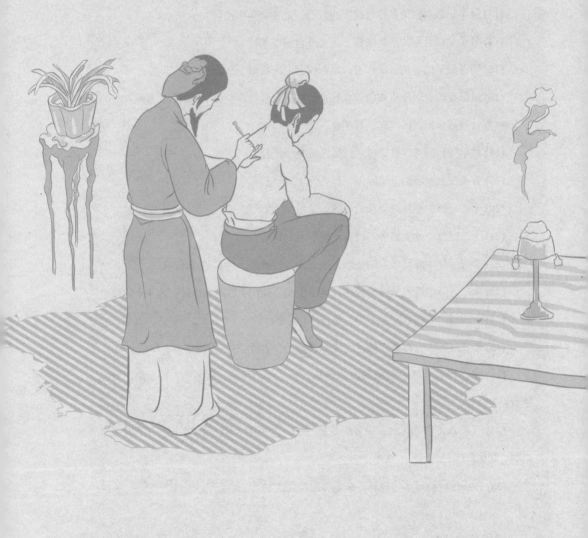

针灸故事篇

导言

　　中医针灸有悠久的历史，亦有很多神奇的针灸治病故事被世代传颂，如扁鹊入虢国起死回生救活太子、神医华佗仅选一两个穴位就针到病除、葛洪鲍姑共筑灸法神话、王惟一铸就针灸铜人……本篇搜集整理了十余个脍炙人口的故事，让人们在轻松愉快的阅读中，感受针灸的神奇魅力。

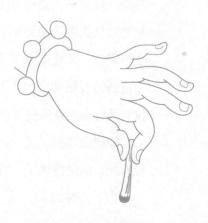

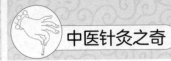

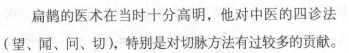

先秦医家扁鹊针刺百会救太子

春秋战国时期，有一位著名医生叫扁鹊，原名秦越人，传说著有《扁鹊内外经》一书，可惜此书已经失传。现存的《难经》一书，旧题秦越人撰，用问答的形式，对《黄帝内经》中关于脉法、针灸穴位的主治疾病和针法等，作了不少发挥。后世将《黄帝内经》和《难经》统称为"内、难"，流传至今。

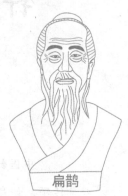

扁鹊

扁鹊的医术在当时十分高明，他对中医的四诊法（望、闻、问、切），特别是对切脉方法有过较多的贡献。由于他坚持实践，刻苦钻研，治好许多疑难杂症。他除了善于用烫熨、按摩、汤药治疗内、妇、儿科的疾病外，还擅长针灸疗法。

据史籍记载，扁鹊曾到过中原很多地区行医，他能够根据各地民间医疗上的实际需要，给人们治疗各种疾病。有一天，扁鹊带了子阳、子豹两个徒弟行医到了虢（guó）国，听说虢太子在当天早上患病后突然失去了知觉，不省人事已有半天，很多人认为虢太子已经暴死。扁鹊和子阳、子豹急忙赶去看个究竟。他们到了虢宫，了解了患者的症状和发病经过，然后对患者进行了仔细的检查。结果发现患者的鼻翼还不时地在扇动，并且两股内侧还是温热的，扁鹊认为这个患者并不是真正的死亡，而是患了"尸厥"症。于是，扁鹊就让徒弟子阳磨制针具砭石，用来针治头顶的百会穴。过了一会儿，太子苏醒了。又让徒弟子豹施用渗透五分的熨法，用八减之剂的药物煎煮，用来交替地熨贴两个胁下部位。太子此时已能坐起来。再进一步调适阴阳，仅仅服药二十天就恢复了健康。所以天下人都认为扁鹊能使死人复活。

他谦虚地笑了笑说："我扁鹊的本领再大，也不能将死人救活，这个人并没有死，而是昏迷了，所以才能医好他。"

由于古时的人，受"天命论"的影响，以及其他一些原因，大多相信鬼神，鬼神能叫人害病，所以有病常请巫医医治。巫医见了患者，既不切脉、望色、听声，也不问病情，只是装神弄鬼，或用占卜等办法蒙骗患者，以致许多人白白送了性命。那时候的国君和贵族，都有"天命论"思想，故而相信巫医，所以巫医医死了人，不但不去惩办，反而认为死者命该如此。

春秋战国时期，是我国由奴隶制向封建制过渡的时期。随着铁制工具的使用，生产的发展，文化的提高，对神鬼致病说是由于"获罪于天"或"鬼神所依"的谬论，发生动摇和进行斗争的人越来越多。

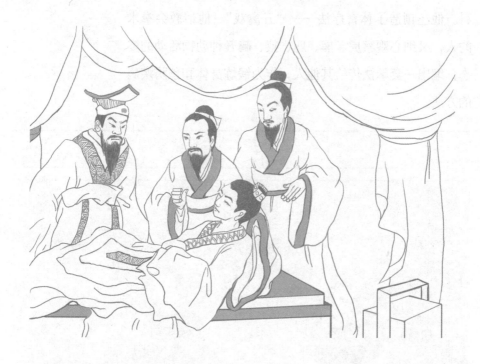

扁鹊坚决反对巫医，把"信巫不信医"列为"六不治"之一。他在当时与巫医斗争中表现出来的这种唯物主义思想，对破除迷信、促进医学科学的发展起到了一定的作用。

后来，扁鹊听说秦国通过商鞅变法，国家富强了，科学技术发展了，便到秦国去行医。当他替秦武王治病时，秦太医令李醯（xī）说："武王的病在耳朵前面，眼睛下面，除掉它会耳聋眼瞎。"扁鹊对这个庸医的话很气愤，于是"怒而投其石"，后用砭石割去了武王脸上的患病处，治好了他的病。

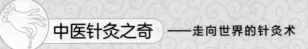

东汉神医华佗行医民为重

华佗是东汉末年的沛国谯（今安徽省亳州市）人，是一个医疗经验丰富、医学知识渊博的医学家。

他经常深入民间向群众学习，用民间的单方治病。他通晓内科、儿科、妇产科、针灸科和药物学，尤其擅长外科。他还创造了体育疗法——"五禽戏"。他请教会拳术的人，又细心观察虎、熊、鹿、猿、鹤五种动物活动的姿态，编出一套拳法传给其他人，作为锻炼身体和预防疾病的方法。

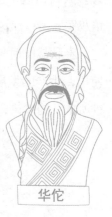

华佗

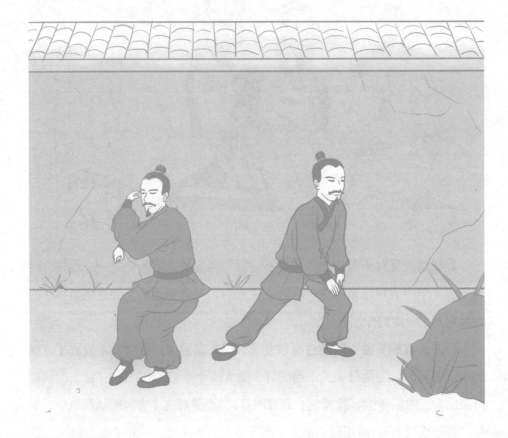

他曾发明麻醉药——麻沸散，是我国最早应用麻醉药的外科医生。比国外要早一千六百多年。国外早年出版的《世界药学史》里说："阿拉伯人用的那种麻药，可能是从中国学来的。因为中国的华佗对麻药很有研究。"

华佗还是一位针灸疗法的高手。由于他经常给患者开刀动手术，熟悉人体各个部分的组织结构，这对他钻研针灸很是有利，所以他发现了"夹脊"穴（又称"华佗夹脊穴"），其针灸技术在当时也很有名。华佗用针灸为人治病时选穴十分精当，每次取穴不过一两处，用艾灸也不过一两穴，每处灸七八壮。他在进针以后，问患者有没有酸、麻、胀、重的感觉，患者讲"有了"，就说明针效已经达到患处了。他针灸的特点是：取穴少，疗效高。

华佗自己下针很准确，别人误针他也能看出来。有一次，有个督邮官叫徐毅，得了病，华佗去看他。徐毅对华佗说："昨天我让医官刘租，在我的肚脐以上四寸的地方针过以后，就咳嗽不止，想睡也睡不好。"华佗说："啊呀！他本是要给你针中脘穴的，但是刺错了，刺到肝上去了。你会一天天吃不下东西，你只能活五天了！"后来徐毅的病日渐加重，不出几日果然去世。

曹操得了一种头风病（偏侧头痛），一发作便十分难受，捧着头，事不能做，饭吃不下，觉也睡不着。他找了很多名医都没有治好。听说华佗很有本事，就派人将华佗叫来治疗。华佗到了曹操那里，详细询问了病情，做了检查，决定用针灸给他治疗。他替曹操扎了两针，曹操的头果然就不痛了。后来随着年龄的增长，曹操的头风病发作得越来越厉害，很多名医都束手无策。华佗的针灸疗法，使曹操的病情得到很大的缓解，治疗几次后，曹操强要华佗长期住在他那里作侍医。华佗一向以治病救人为己任，在他眼里，只有病人，没有高官平民之分，他心里装的是众多疾病缠身、无钱医治的百姓，根本不愿意只为曹操一人看病。于是他借口说妻子得了重病需要他回家针治，就离开了曹操回到家乡。曹操多次派人催华佗赶快返回，华佗都坚决不肯回来。曹操写了几次信，又叫地方官去催，华佗都没有动身。曹操恼羞成怒，他绝不能容忍有人违背他的意志，于是他派专人把华佗押解回来，严刑拷打，威逼华佗屈从，华佗面对曹操的淫威，坚贞不屈。曹操大怒，下令处死华佗。

有个谋士劝曹操道："华佗医术高明，世间少有，而且他的生死关系到天下许多人的生命，请丞相饶恕华佗。"然而，曹操一意孤行，根本听不进任何不同意见，他仍然下令把关押在狱中的华佗处死。

华佗临死之前，仍然不忘救治百姓，他把一部写好的医书《青囊经》交给狱卒保管，但狱卒生怕受牵连，不敢接受。在极度悲愤之中，华佗只得将医书投入火中，化为灰烬。因此，华佗花费多年心血写成的珍贵医书，就这样一焚成灰，未曾流传下来，成为医学界的一大损失。

曹操处死华佗后头风病多次发作，但他仍对自己处死华佗毫无悔意，直到他的爱子曹冲患病死了，他后悔地说："吾悔杀华佗，令此儿强死也。"

名医伉俪葛洪鲍姑共筑灸法神话

葛洪（公元283—363年），字稚川，自号抱朴子。丹阳郡句容（今江苏省句容市）人，晋代著名的道教理论家、医药学家和炼丹术士。我国古代科学家、医学家之一。

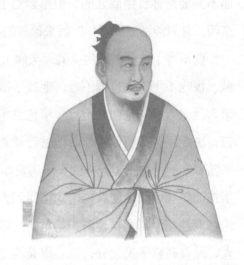

葛洪的堂祖父葛玄，是三国时著名的神仙学术士（道士），道教徒尊他"葛仙公"。葛玄有一套炼丹的秘术传给了他的弟子郑隐。郑隐是当时著名的学者，深通道家修炼之术，八十余岁尚身轻体健，满头乌发，能饮酒二斗不醉，数日可不食也不知饥。葛洪拜郑隐为师，学习诸子百家典籍。郑隐有弟子五十余人，独对葛洪最为青睐，不仅把平生所学均予传授，还让他博览道家秘藏二百余卷，使葛洪对道家的修炼之术尽得要领。

此后，葛洪又师从南海太守鲍玄。鲍玄亦是当时一位大学者，精通养生、医药及占卜预测之学。据传鲍玄能相面知命，他见葛洪相貌清奇，深为器重，不仅对葛洪悉心指教，而且将女儿鲍姑许配葛洪为妻。鲍姑尽得父传亦深谙针灸之道，首创我国艾灸术，为我国历史上第一位女灸治学家，史称"鲍姑艾"。鲍姑与葛洪互相倾慕，夫妻恩爱，琴瑟和谐，共同切磋学术。

葛洪行医于江湖的时候，发现民间很多疾病因为治疗的费用昂贵，而让不少患者看不起病，导致严重的后果，所以他在选录方剂时，多选录"率多易得方药"。葛洪在临床实践的基础上，对传染病有突出的研究，如做了世界上最早的关于天花的记录。在《肘后备急方》中，记载了一种叫"尸注"的病，这种病极具传染性，常常造成全家人的死亡，其实就是结核病。他是我国最早观察和记载结核病的医学家。葛洪还大胆用灸法治疗急症，如对吐泻腹痛为主的霍乱和突然昏厥的卒中恶死，均选用承浆穴救治，并指出"灸十壮，大效矣。"

鲍姑，是葛洪的发妻，在临床灸治方面也有突出成就。夫妻二人，同操医术，救死扶伤，是历史上著名的志同道合的伴侣。鲍姑的一生，几乎都在广东度过，行医、采药，足迹广阔，遍及南海县、番禺县、广州市、惠州市、惠阳县、博罗县、罗浮山一带，经常出没崇山峻岭，溪涧河畔。她足迹所到之处，至今皆有县志、府志及通史记载，这些地方志书，都把她作为仙人，称为鲍仙姑，她制的艾也称"神艾"。鲍姑传授过几名徒弟，在针灸法疗顽症方面有独到之处，是有史以来第一名载于史书的女针灸医生。后世为颂扬鲍姑，在广州越秀山麓的三元宫里，设鲍姑殿，塑其金身，用以纪念这位女医生。越秀山下，每到春夏之交，满山遍野的红脚艾，芳香浓郁。鲍姑用这种野艾制作艾条，用来治疗赘瘤。现在广州、南海一带，民间还流传着鲍姑治病的故事。

一次鲍姑路经小河，看到一名女子面对着清澈的河水，边照边流眼泪。鲍姑上前一看，那姑娘五官端正，但长了一脸的黑赘瘤。鲍姑问她为何悲伤。那姑娘见鲍姑和蔼可亲，便细细道出了缘由。原来是因为姑娘脸上突然生出一些小疙瘩，十分难看，村上的人都躲避她。鲍姑听罢，安慰道："姑娘不用

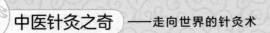

伤心，我有办法治好你的病。"说着从药篓里拿出一把红脚艾，搓成条状，让姑娘枕在自己的膝盖上，叫她闭上眼睛，鲍姑点燃红艾在姑娘脸上轻轻熏灼。那姑娘只觉脸上热烘烘、麻辣辣的，十分舒服，竟一下子睡着了。过了一阵子，鲍姑推醒姑娘，叫她到河边去洗脸。那姑娘一摸自己的脸庞，果然光溜溜的，对着河水一照，只见水中映出一个俊美的少女来。她千恩万谢，欢喜而去。

鲍姑虽然自己没有留下什么著作，后人认为，她的灸法经验可能渗入到葛洪的《肘后备急方》中。该书有针灸医方一百零九条，其中灸方竟占九十余条，并对灸法的作用、效果、操作方法、注意事项等方面都有较全面的论述。据分析，葛洪不擅长灸法，他的精力主要集中于炼丹和养生上。《肘后备急方》中收入如此丰富的灸方，可能与擅长灸法的鲍姑有密切的关系。

针灸鼻祖皇甫谧与《针灸甲乙经》

皇甫谧，字士安，小时名静，晚年自称玄晏先生。生于东汉末年，长于曹魏，逝世于西晋初年。他处于战乱频繁、百姓流离失所的三国时期。在那样的环境下，能置身世外，专心治病和学术研究，堪称奇迹。

皇甫谧是东汉太尉皇甫嵩之后，公元215年生于安定郡朝那县（今甘肃灵台县朝那镇）。出生不久母亲逝世，家道中落。于是过继给叔父，并迁居新安（今河南渑池县）。皇甫谧小时候的名字叫皇甫静，但一点也不"静"，相反，和大多数纨绔子弟一样游手好闲。十七岁时的他长得人高马大，却不通文墨，典型的"头脑简单、四肢发达"。亲戚和邻居只有摇头，而最伤心的人莫过于其叔母任氏。

二十岁那年发生的一件事让皇甫谧清醒过来。某日下午，叔母看着嬉皮笑脸、不务学业的皇甫谧异常生气，便把他赶出家门。皇甫谧知道叔母是恨铁不成钢。为了"回报"，便摘回了许多野生瓜果献给叔母，以平息叔母的怒火。谁知叔母把瓜果狠狠地摔在地上，更加气愤："如果你不好好学习，就没

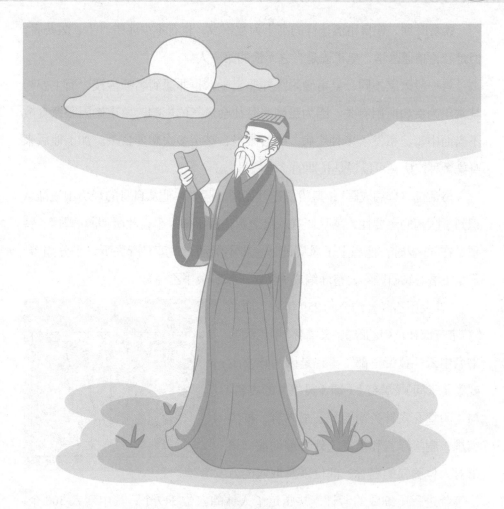

有半点本事，就算是用上好的酒肉来孝敬我，也是不孝。今年你已经20岁了，不读书，不上进，我心里就得不到安慰。我只希望你有上好的才学，可你总是不能明白长辈的心意。提高修养，学习知识都是对你自己有益的事，难道还能对我们有什么好处吗？"皇甫谧听了这番话，心中十分不安。顿悟自己原来已经虚度了20年的光阴，实在羞愧难当，便立志努力学习，不敢再有丝毫懈怠。他先为自己取了个表字，叫士安，正好与静相衬；接着拜同村儒士席坦为师，夜以继日地勤勉学习；即使在家中种地时，他也不忘背着书，抽空阅读。经过努力，他后来成为知名的大学者，朝廷一再征召他去做官，却被他屡屡拒绝，甘于过着平淡的生活，专以著述为务。

魏晋时期，像皇甫谧这样的高士为数不少，也有不少涉猎养生、医药者，但是若论精通医学，皇甫谧是当之无愧的第一人。

与一般医家不同，皇甫谧习医并非家学，也非遇到名师传授，而主要与其常年为疾病所困有关。因为受到当时社会风气的影响，皇甫谧因服寒食散不当而中毒，引发了多种疾病，痛苦难当，甚至多次想要自杀。加上他后来身染多种疾病，可以说是长期的"老病号"。

俗话说"久病成医"，皇甫谧遂开始留心医学，他从自身的经历中逐渐认识到了医药的重要性，感叹"有八尺之躯，而不知医事，此所谓游魂耳"。特别是在 42 岁时，他患上了风痹证，左脚不能动，一度耳聋失听，十分痛苦，于是更潜心钻研医学，整理编成《黄帝三部针灸甲乙经》。

《针灸甲乙经》约公元 259 年著，原名《黄帝三部针灸甲乙经》，又简称《甲乙经》，书名中云"黄帝三部"者，是因为该书主要集《素问》《针经》（即《灵枢》的古名）与《明堂孔穴针灸治要》三书内容，按类编排，删除浮言和重复之处合编而成。该书对人体腧穴的名称、部位以及取穴的方

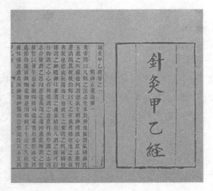

法等都进行了细致的考订，共厘定了人体的穴位 349 个，其中双穴 300 个，单穴 49 个，并详载人身上 649 个穴位的位置、主治疾病、针刺分寸、艾灸壮数等，系统阐述了脏腑、经络、治疗等理论，是古代第一部系统阐述针灸学的专著，为我国针灸医学的发展做出了重要贡献。

南北朝徐氏家族打造针灸传奇

在中国战乱频发的南北朝时期，以医学立业的徐氏家族，先后诞生了徐熙、徐道度、徐文伯、徐嗣伯、徐之才等七代共十二位名医，均精通医术，擅长针灸，在当时享有较高的声誉，南北朝时期的史书，相继记载了他们的

医学活动，在我国医学发展史上占有一席之地。

说起徐家医学基业的创始人徐熙，还颇有传奇色彩。据史料记载，徐熙原籍山东，后寄籍江苏，为南朝宋濮阳太守，他素好黄、老之学，隐于秦望山（今绍兴城南会稽山最高峰）。一天，有位道士经过，口渴求饮，徐熙热情招待了他，道士临走时，留给他一个葫芦，并说："君子孙宜以道术救世，当得二千石"，意思是：您的子孙应该以道术救世，将得到二千石的官位，享尽荣华富贵。徐熙打开一看，乃《扁鹊镜经》一卷。于是，开始精心研读，修得高超医术，并名震海内。

徐氏家族中医术以针灸方面见长的徐秋夫和徐文伯最为有名，史书上记载了较多有关他俩运用针灸治疗疾病的故事，其中广为人知的是"徐秋夫针刺疗鬼"和"徐文伯泻三阴交下胎"的故事，下面就分别讲述这两则故事：

徐秋夫，为徐熙之子，盐城人，官至刘宋射阳令，徐秋夫继承其父的医学经验，为人治病每多灵验。据《南史·张融传》记载：有一天夜里，徐秋夫听到了鬼的呻吟声，声音甚为凄怆，他便询问鬼需要些什么，鬼报上了自己的姓名，说他家住在东阳，因患腰痛而死。现在虽然成了鬼，疼痛仍然未解，疼时难于忍受，请求徐秋夫为他治疗。徐秋夫问道："那你说我该怎样给你治疗呢？"鬼回答说："请您帮我做个草人，按照人体穴道的位置针灸。"徐秋夫按照他说的，为他灸了四个穴位，又针刺了肩井等三处穴位。第二天，徐秋夫看见一人向他磕头谢恩并忽然消失，推测应当是鬼魂现身来答谢。

上述故事，虽然夹杂着一些唯心的神秘色彩，但不可否认，徐秋夫的确是当时著名的针灸医家，其用针灸治疗疾病的效果相当好。后人在《流注指微赋》也记载了"秋夫辽鬼而获效"。

话说徐文伯，是徐秋夫之孙，徐道度之子，曾做官至南齐东莞、太山、兰陵三群太守，也精通父业，擅长针灸。宋明帝年间，一宫女患腰痛连心，发则不省人事，众多医生都诊断为"肉症"的情况下，文伯确认为是"发瘕"，并令宫女灌了香油，服后吐出丝缕头发而愈。更为叫绝的是，宋后废帝时期，一次，后废帝与文伯同游，恰好碰上一孕妇，略知脉穴的皇帝诊后说怀的是女孩，文伯诊之说："腹有两子，一男一女"。性急的皇帝便泯灭人性地要剖腹验证，文伯阻止说，让我用针灸，她便可分娩。后来经徐文伯泻足太阴、补手阳明后果然分娩出一男一女。此处泻足太阴是指泻三阴交穴，补手阳明是指补合谷穴。

从此则故事我们可以了解到，在南北朝时期，针刺用于堕胎、催产已有相当的经验。后人窦汉卿在《通选指要赋》中还提及"文伯泻死胎于阴交"一事，这在针灸发展史册上又添上了较为精彩的一笔。

隋唐名医孙思邈一针救两命

孙思邈，初唐著名医学家，京兆华原（今陕西耀县）人，其生卒年代，据考为公元581—682年，一说为公元541—682年，被后人尊称为"药王"。孙氏品性高雅，博学多闻，对诸子百家以及佛、道典籍无不通晓。所著《备急千金要方》《千金翼方》二书对针灸有许多专门论述，对针灸学的发展产生了重要作用。

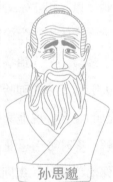

孙思邈

孙思邈一生为民解除疾苦，留下了许多动人的佳话。其中针灸穴位中的"阿是穴"，就是他在临床实践中最早发现的。孙思邈除了发现"阿是穴"外，在针灸治疗疾病方面也有很高的造诣，因此关于其精湛医术的传说亦为繁多。其中孙思邈"一针救两命"的故事就广为流传。

一次，孙思邈从山上采药回家，路上看见四个人抬着一副棺材往前走，鲜红的血从棺材缝里滴出来，后面跟着一个痛哭的老太婆。孙思邈赶上前去问："老婆婆，棺材里是什么人？"老太婆说："是我的女儿，刚死了几个时辰。"孙思邈说："请打开棺材让我看看，好吗？"老太婆听后，立即问："你是医生吗？她是因难产折腾了两天两夜。婴儿生不出来，却把她缠死了，难道还有救吗？""可以试一试。我看了她流出的血，可能还有希望！"孙思邈说。老太婆听后，马上叫抬棺材的人一齐动手，把棺盖打开。孙思邈仔细摸了摸"死者"的脉搏，感觉到还在微弱地跳动。于是他赶紧选好穴位，用特殊的捻针手法给她扎针。不一会儿，一个胖娃娃"哇哇"地生了下来，产妇睁开了双眼。孙思邈把身边带的药拿出来，向附近的人家要了点热水，给产妇灌了下去。过了一会儿，产妇完全苏醒过来。大家看到孙思邈一针救了两条命，都称赞他是神医。

宫廷御医张文仲艾灸至阴矫胎位

张文仲，唐代著名医家，洛州洛阳人。年轻时就与李虔纵、韦慈藏以医术高明而闻名于世，曾任侍御医、尚药奉御之职，尤善于治疗风疾，成为唐高宗、武则天时期宫廷内著名的御医。张文仲除了在治疗"风疾"的理论和实践在中国医学史上独树一帜外，在灸术方面也有较高的造诣。

有一天，张文仲正在阅读、整理医药典籍时，有人前来求诊说："张太医，我家夫人难产，已经请了医生，用了不少药，还是没有效果"。张太医问："到底什么情况？"病人家属答说："产妇横产，胎儿的手先出来了，把手放回去，胎身还是转不过来。"张文仲赶到产妇的居所，尚未进门，便见屋内飘出阵阵烟雾，进门后看到地上写着符咒的黄纸还在燃着，而做法的道士见产妇没有动静已经离去。张文仲询问守在一旁的产婆，产妇是否有转胎的迹象，产婆说没有任何迹象。张文仲查看了产妇后，走到床的另一头，坐在产妇的脚前，掏出艾绒，将艾绒揉搓成麦粒大的小艾炷，并将艾炷放在产妇小趾趾甲角外侧的"至阴"穴，并用燃香点燃艾炷。艾炷燃尽后，张文仲将其取下，置上第二枚，当燃到第三枚艾炷时，产妇猛地抽动了一下说："又动起来了！"当第三枚艾炷就要燃完的时候，产妇一声惊叫，婴儿呱呱坠地了。

麦粒灸至阴穴治疗妇人横产的医案在《太平圣惠方》中就有明确记载。后来的产科医生也常用灸至阴穴的方法来治疗滞产及胎位不正。灸此穴时，麦粒灸和悬灸均可获效，一般情况下，艾炷灸灸 3～7 壮，艾条悬灸灸 10～20 分钟。

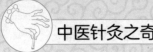

"宋天圣针灸铜人" ——国之珍宝，实用奇妙

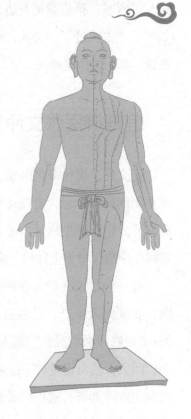

2017 年 1 月 18 日，瑞士日内瓦，国家主席习近平向世卫组织赠送了针灸铜人雕塑，这个浑身布满穴位的铜人雕塑，顿时吸引了世界的目光。中国针灸学会会长刘保延说："将针灸铜人作为国礼送给世卫组织，这也寓意着把中华文明的智慧送给全球。"

针灸铜人是中医药的象征，历史渊源很深，最早出现在宋天圣年间。北宋以前，医生主要按照唐代《黄帝明堂经》指定的人体经穴进行针灸治病。然而《黄帝明堂经》因唐朝末年的战乱佚失，致使后来的针灸取穴失去了标准。

为给针灸经穴重新制定国家标准，宋天圣四年（公元 1026 年），宋仁宗诏令国家医学最高机构医官院编撰《新铸铜人腧穴针灸图经》。医官院将这个任务交给了王惟一。

王惟一是北宋著名的医学家，历任宋仁宗、英宗两朝的医官。经过 3 年的努力，完成了新的针灸经穴国家标准《新铸铜人腧穴针灸图经》。为便于保存，又将它分别刻在 5 块石碑上。

宋仁宗认为"传心岂如会目，著辞不如案形"。于是再次诏命根据《新铸铜人针灸图经》铸造针灸铜人。

针灸铜人由王惟一负责设计，朝廷组织全国的能工巧匠进行铸造，于天圣五年（1027 年）铸成了两具一模一样的针灸铜人，被后来的人们称为"宋天圣针灸铜人"。

"宋天圣针灸铜人"由青铜铸成，身高和青年男子相仿，面部俊朗，体格

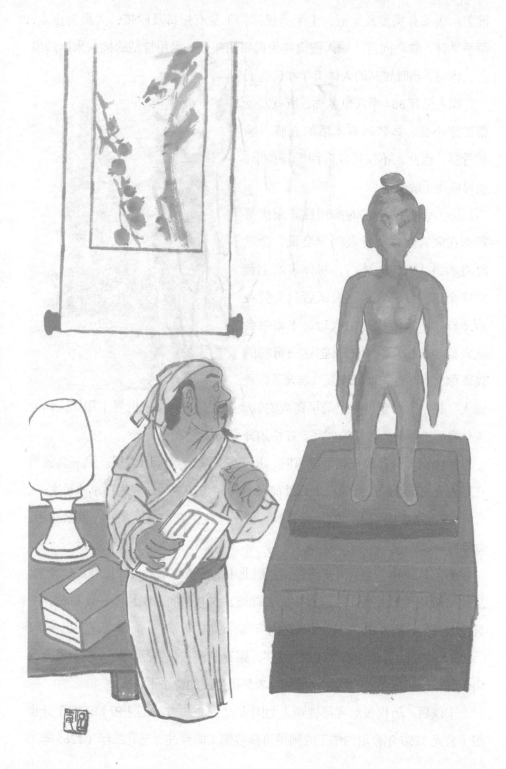

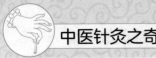

健美。头部有头发及发冠；上半身裸露，下身有短裤及腰带；人形为正立，两手平伸，掌心向前。铜人被浇铸为前后两部分，利用特制的插头来拆卸组合，体现了当时较高的人体美学和铸造工艺。

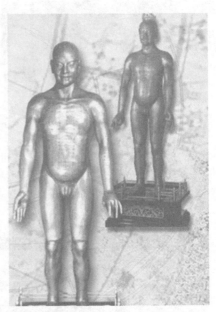

铜人标有 354 个穴位名称，所有穴位都凿穿小孔。体腔内有木雕的五脏六腑和骨骼。因此，不仅可以应用于针灸学，也可应用于解剖学。

更为奇特的是它的实用性。宋代每年都在医官院进行针灸医学会试，会试时将水银注入铜人体内，将体表涂上黄蜡完全遮盖经脉穴位。应试者只能凭经验下针。一旦准确扎中穴位，水银就会从穴位中流出。医学史书把这一奇特的现象称之为"针入而汞出"。"宋天圣针灸铜人"是中国乃至世界上最早铸成的针灸铜人，它开创了世界上用铜人作为人体模型进行针灸教学的先河，在海内外引起极大关注。

针灸铜人一具放在朝廷医官院，用于学医者观摩练习之用。另一具放置在京城大相国寺的仁济殿，供百姓前来参观。"资圣熏风"成为汴京八景之一。

"宋天圣针灸铜人"的珍稀奇妙，似乎注定了它们命途多舛。百余年后，劫难降临了。

公元1126年，金兵大举南侵，攻破北宋的都城汴京，大肆掠夺奇珍异宝。从此，两具"宋天圣针灸铜人"失去踪迹，对其去向，说法不一。据传，一具流入襄阳，后来由"赵内仲归之内府"。属何"内府"，尚需考证。另一具，《元史》称"此宣抚王楫使宋时所进"，则这具铜人是贡品，与一般所说金人南侵时曾掠其一而去，到元代又从金人那里夺回的说法不一。

宋以后，历代统治者都视铜人为国宝。《元史·方技工艺传》详载了元世祖于公元1260年命尼泊尔工匠阿尼哥修复铜人的经过。至元二年（1265年），新像修成，关膈脉络皆备，金工叹其精巧，莫不愧服。阿尼哥受到世祖嘉奖并赐官。

　　明英宗正统八年（1443年），铜像因年久失修，昏暗难辨，下令重铸铜人模型，以代替宋铜人。至此，这一座宋铸铜人的下落，亦趋于不明。

　　明清两代，公私铸造铜人很多。现存于世的，大多是明清两代所造，包括流传国外的。日本帝室博物馆藏有一具大型铜人模型，有人认为这就是宋铜人。但是，据目睹这一铜像的人描述，这铜人为"两个断片缀合组成"，而不是"背面二器相合，浑然全身"，故不能"中实以汞"。其腧穴名称于鎏金书写，而不是镶嵌"错金而书穴名于旁"。据此，可以断定日本帝室博物馆所藏的这具铜人，绝非宋铜人。

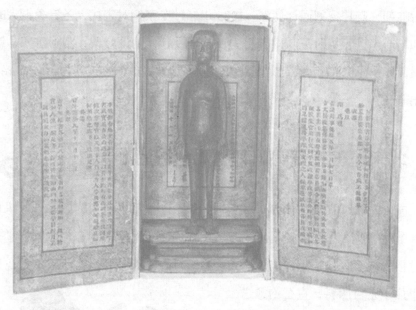

　　宋代，我国的印刷术已经有了很大进步，《铜人腧穴针灸图经》完稿后即以付梓。但王惟一恐怕不易保存，日久湮没或传之出现讹谬之处，创造性地将《铜人腧穴针灸图经》刻于石上，昭示大众，便于学者观摩。并于天圣八年（公元1030年），以该书石刻为壁，在大相国寺内建成，建成"针灸石壁堂"（1042年改称"仁济殿"）。

　　元代至元（公元1264—1294年）或元贞（公元1295—1296年）年间，

将石刻从河南汴梁（今开封）移来大都（今北京），放置于皇城以东明照坊太医院三皇庙的神机堂内。明英宗正统八年（公元1443年），上距王惟一刻石时间，已四百多年，石刻已漫灭不清。英宗令工匠砻石，仿前重刻。重刻上石，将"新铸"二字删去，定名为《铜人腧穴针灸图经》，并增入明英宗序言，记石刻之沿革。到英宗正统十、十一年（1445—1446年），修筑城垣和东城时，宋天圣刻石被劈毁，充当修筑城墙的砖石，被埋于明代城墙之下。

令人欣慰的是，1965年、1973年、1983年，北京市在拆除北京明代城墙的考古工作中，陆续发现宋天圣《新铸铜人腧穴针灸图经》残石六方，并发掘出土，我们得以重见这一历史文物，为针灸学术界所瞩目。石刻确为宋天圣文物的主要依据是，石碑所刻"通"字，皆缺笔少了中间一竖，为章献刘太后临朝，避其父刘通讳使然。1985年经过专家们对宋代天圣针灸铜人的挖掘和精心考证，历时三年艰苦努力，整理设计，论证修改，塑形定穴，铸造调试，终于在1987年重新铸造成功。2006年，针灸铜人被列为国家级非物质文化遗产。

北宋医王庞安常巧刺胎儿合谷治难产

庞安时（约1042—1099年），字安常，自号蕲水道人，蕲水（今湖北浠水县）人，被誉为"北宋医王"。庞安时出身于世医家庭，自幼聪明好学，读书过目不忘。医术精湛，能急病人之急，行医不谋私利，常让来诊者在自己家里住下亲自照料，直至治愈送走，他晚年参考诸家学说，结合亲身经验，撰成《伤寒总病论》6卷，对仲景思想做了补充和发挥。他曾用针灸治愈了我们熟知的北宋文学家苏轼的臂疾，并结下了深厚的友谊，苏轼与庞安常

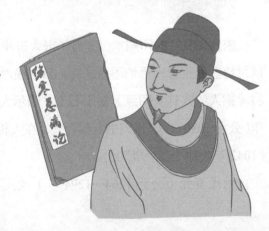

同游清泉寺，写下流传千古的《浣溪沙》就是二人友谊的见证。

宋朝年间，中书舍人朱新仲先生在安徽桐城的时候，目睹邻居家的一个妇女，怀孕足月，临盆分娩，却一连七天，就是生不下来。天天请医生，天天煎药，甚至还请来道士，画符念咒，想尽一切办法，统统没有用，产妇又哭又闹，惨不忍睹，唯有等死。

这天，名医李几道到朱先生家作客，朱先生古道热肠，请李先生过去诊视，李先生一把脉，又问了问病情，摇摇头，为难地说："这病生得怪，百药都无效，只有针灸，或许还有救。只是我救人的技艺还不到家，不敢贸然动手。"说罢，就告辞而去。

正好李几道的老师庞安常也到桐城来了，听说这事，庞老一定要去看看。李几道就陪着庞老又到了朱家。

朱先生说："产妇的家人为了这事，费尽心机，现在都有点心灰意冷了，所以不敢再来麻烦庞老。不过毕竟人命关天，只要有一线希望，总还是想试一试的。"

庞老二话没说，站起身就朝邻居家走去。

一进门，刚看见产妇，庞老就两眼放光。连声说："不会死，不会死！把病人交给我就好了。"接着就吩咐她的家人准备好温水，用热毛巾去暖产妇的下身。庞老一边和她家人拉着家常，一边漫不经心地用手去抚摩产妇的腹部。

突然，产妇觉得肠胃有些隐隐作痛，刚一声呻吟，就生下一个胖乎乎的男娃娃来。大人和小孩全都平安无事。

一家人喜出望外，都来向庞老叩头致谢，纷纷称其为活菩萨。有人奇怪地问庞老究竟用了什么办法？

庞老笑呵呵地举起右手给大家看，原来他手上还捏着一根小小的银针呢。他说："娃娃已经出了胞，只是不知怎么一折腾，孩子的小手把娘的肠胃给揪住了，这一来，大人小孩都遭了难，随便什么汤药都不管用了，我刚才隔着肚皮一摸，摸到了小手的位置，就给了他一针，正好扎在娃娃小手的虎口上，娃娃吃痛，手一松，就马上生下来了，就是这么回事，也没啥好说的。"

大家抱过孩子一看，果然看见他右手的虎口部位，还留着一个银针扎过的印痕呢，你说这医术神不神？

眼科泰斗唐由之金针拨障疗眼疾

1974年，当人们还习惯于在新闻纪录片里看到熟悉的毛主席时，人们并不知道毛主席因为患有白内障已经有一年多的时间看不清东西了。如何为主席安全稳妥地治疗眼疾，成为党中央的一件大事。

也就是在这年年底，48岁的唐由之被通知到北京解放军305医院参加一次会诊。305医院是专门给党和国家领导人看病的医院。这次会诊，眼科大夫就去了七八位，唐由之是其中唯一的一位中医大夫。这次会诊十分神秘，按照过去会诊的习惯，报告完病例后就去看病人。但这次不一样，由专人来报告病例，病人没有姓名，没有籍贯，更没有职业，只知道男性性别和大致的年龄。报告病例时也不是专讲眼科，而是把整个身体状况系统性地讲了一遍。在亲眼见到毛主席之前，唐由之又参加了3次这样的神秘会诊。

在一次政治局扩大会议上，周恩来和邓小平问西医眼科专家，你们做手术的把握有多大，他们回答说85%，问到唐由之时，他回答也是85%，虽然是同样的数字，但唐由之当时承受的压力可想而知：传统都认为，手术当然是西医方法精确而先进，而唐由之采用的白内障针拨术当时还不被西医广泛认可，古老的金针拨障术虽有几千年历史，但现代人们几乎不采用此法，当时认为此法极易造成出血和感染。但是唐由之对此技术还是心中有数的。他在研究工作中做过非常详尽的准备，积累了生理的、病理的、解剖的数据和结果，更重要的是，他用这种改进的白内障针拨术亲自为数千例病人做过手术，没有发生交感性眼炎、感染等并发症。当时广安门中医院的患者排队等他做手术，后来被下放到广西、福建农村，在医疗条件相对恶劣的情况下采用此手术方法，都很少发生感染的情况，这种手术时间短，切口小，不需要缝合，愈合快，视力恢复好。根据毛主席的身体状况，适合用这一中医传统手术方法治疗。

中央决定由唐由之来给主席做手术。作为手术医生，唐由之在给毛主席详细讲解病情的基础上，最后用了"盒中空燃决明丸，金针一拨日大空"这两句唐诗说服了毛主席同意做手术。1975 年 7 月 23 日，唐由之为毛主席实施了手术，手术过程中，毛主席在《满江红》乐曲的陪伴下，心率、血压一直正常。闭上眼睛真正的手术时间也就五六分钟。手术刚结束一个小时，毛主席突然醒来，并为唐由之写下鲁迅的诗"岂有豪情似旧时，花开花落两由之，何期泪洒江南雨，又为斯民哭健儿。"

很快，主席能够自己看文件、看书了。

那首著名的诗和唐老给毛主席做手术用过的部分手术器械一起，被历史博物馆馆藏，它们永远见证着唐老将中医药优势如何在一代伟人身上发挥极致！

万米高空针灸医生牙签治癫痫

2016 年 9 月 23 日，在由新疆喀什飞往乌鲁木齐的航班（CA1478）的飞行途中，机舱内突然传出一阵骚动，位于机舱后部的一位三十多岁的男性乘客突然神志不清、四肢强直、口吐白沫。机组空乘人员通过航班广播询问乘客中是否有医护人员，请予以救助。上海中医药大学附属龙华医院赴喀什地区第二人民医院援疆的田雨主任立刻来到机舱尾部，向机组人员表明身份："你好，我是喀什二院的医生，让我看看。"

只见患者被周围的三位朋友按在座位上坐着，神志不清、呼之不应、口吐痰涎、四肢强直。田雨医生马上意识到这是癫痫发作，一边把座位之间的扶手拉起，让患者平躺，一边指挥空乘人员和患者的朋友，"你快去拿几张小毛巾，还有一把勺子；还有你，帮他把嘴的这里按住！来，慢慢把他放平，头往这边偏。"田雨医生把患者的头转向旁边，用毛巾裹住自己的手指，把患者口中的痰涎分泌物抠出来，再用毛巾裹住汤匙，用力撬开患者的牙齿，

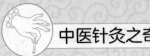

将汤匙垫在牙齿间，防止患者咬伤舌头。

田雨医生又通过询问病人的朋友了解到该乘客以前头部受过伤，有癫痫病史，经常发作，甚至就在前一天还发作过，但从不吃药。

"飞机上有缝衣服用的针吗？"田雨医生问空乘人员。

"没有的，不可能有这类东西。"

"那么，牙签总有吧？给我几根牙签"田雨医生再问。

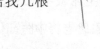

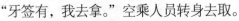

"牙签有，我去拿。"空乘人员转身去取。

田雨医生拿到牙签后，在患者的百会穴、四神聪穴狠狠地扎了下去。

空乘人员提出，是否需要请机长通知地勤人员准备救护车。田雨医生表示如果患者30分钟还不清醒过来，就是癫痫持续状态了，需要及时救治，现在给他扎了几个醒脑开窍的穴位，希望他能快点缓过来，飞机上气压变化、缺氧、发动机的轰鸣声，都容易诱发癫痫。同时从空乘人员处了解到飞机大约20分钟后将抵达目的地。

此时，只见患者嘴巴慢慢松动，眼睛惺忪地慢慢睁开，四肢肌肉也完全放松，整个人松软地躺了下来。

"好了！这一次发作缓过来了！"田雨医生松了一口气，空乘人员和患者的朋友也都松了一口气。田雨医生还嘱咐患者的朋友："下飞机后一定要带他去医院，以后一定要吃抗癫痫的药物。"

患者终于转危为安，田雨医生在大家的致谢声中回到自己的座位，静静等待飞机的降落。

日本教授的针灸情缘

针灸现在已逐渐为人们所熟知，但仍有很多人不相信仅凭一根针就能治病，应该放弃这些毫无理论依据的东西。那我就说个小事给大家，这件事就发生在我们省中医院。

一位早稻田大学的日本教授，在经历了三周的中医针灸、推拿等治疗后，从原本只能坐卧，到缓缓下地，慢慢行走。面对沉淀了中华民族五千多年文明史的中医学，我们能不为之骄傲吗？

刚见到山内教授时，他还只能躺在医院的治疗床上，考究的衣着和儒雅的神态透着几分学者的气息。如果不是医院这种特殊的环境和他左小腿处的几枚银针，丝毫看不出这是一位脑梗死患者。原来这位执教于日本早稻田大学的教授，大约是在 2006 年得了脑梗死，近两年来不但在日本寻医，还跑了其他国家求治，可是病情不但没有好转，却还有逐步加重的趋势。在来安徽省中医院治疗前，日渐严重的病情导致他左腿异常麻木，几乎不能行走，给学生上课时，也只能坐在轮椅上。讲到过往的治疗经历和两年多的疾病折磨，在一旁陪伴他的妻子脸上也写满了悲伤。

一次偶然的机会，在听了一位来自安徽合肥的留学生关于中国传统医学的介绍后，久病的山内教授似乎看到了希望的曙光。他开始积极地关注起了中医，在网上搜寻，到图书馆查找，用尽了一切办法去了解中医，搜寻资料的那段时间里，他把中医当成了他的救命神。经过多方联系，2016 年 7 月，在妻子的陪伴下，他慕名找到了安徽省中医院的杨骏教授，求医轨迹就此改变。在从专家组处了解了中医对脑梗死病因病机的解释后，久病的山内教授开始接受中医传统疗法。

当有记者问道："开始治疗的时候，对中医有信心吗？"山内教授答道："当然。"记者又问道："为什么呢？"山内教授轻松睿智地答道："因为我看到候诊厅里坐满了等待治疗的患者。"3 周后，经过持续不断的中医针灸、推拿辅以其他疗法，奇迹出现了，只能或坐或卧的山内教授不仅能缓缓下地，还可以慢慢地行走了。山内教授侃侃而谈地说："刚看到其他患者身上扎有银针时我以为会很痛，没想到扎到自己身上，除了有点酸、有点胀外，感觉挺好。现在我已能慢慢走路，中医真是太神奇了，我不懂中医，但是这是我见过的最传统、最自然、最有效的治疗方法。"与山内教授交谈的时候，远处不时飘来医院特有的阵阵艾香。

他的妻子山内恒子这次陪同他来治疗，也做了一次中医疗法的受益者。山内恒子说："我的工作是在瓷器上作画，但是年复一年的职业生涯让我经常感到肩膀很是酸痛，看到丈夫的治疗效果这么好，我也请医生用中医的推拿术帮我治疗，现在肩膀轻松多了。"看着丈夫逐渐康复的身体，妻子使劲地甩了甩臂膀，阳光般的笑容跃然面庞。

由于国内还有课程等待去教授，已经初见疗效的山内夫妇打算先出院回国。山内教授临行前说："12 月份，我还会再来这里的，一定会的，这种独特的医学已经深深地吸引了我，回去后，我们一定会向朋友、邻居宣传中医独特的疗法和神奇的疗效，也欢迎你们方便的时候到日本去访问。"

想到了前段时间关于中医的存废之争，想到了不明群众对中医的狐疑猜测……一位外国友人尚且对另外一个国度的医学体系如此崇拜信服，面对积淀了 5000 多年文明史的中医学，面对疗效如此卓著的中医学，我们除了尊敬它、继承它、发扬它，还能做什么呢？

张家山汉简《脉书》

1983—1984 年，湖北省荆州地区博物馆在江陵县张家山挖掘出三座西汉初期古墓，于其中两座的椁室内发现了千余枚竹简古书。其中除了法律、军事、数学和遗册等数类文献外，还有两类医学古籍，分别题名为《脉书》和《引书》。这是迄今为止继 1973 年湖南长沙马王堆三号汉墓出土古医书以后，我国考古工作者再一次对医学考古事业的重大贡献，是十分值得瞩目的。

据推算，根据张家山汉简整理小组（以下简称整理小组）对其墓葬形制、出土器以及随葬竹简的历谱推算，其墓葬年代为汉代吕后至文帝初年，相当于公元前二世纪中期左右，与马王堆三号汉墓墓葬的时代基本一致。

《脉书》竹简在出土时已有散乱，经整理后发现《脉书》本身又包括了五种古佚医书。每种书的前面虽均未题书名，但其中三种均为马王堆医书的不同古传写本，故现今仍用其原书名不变，称之为《阴阳十一脉灸经》丙本，《阴阳脉死候》乙本和《脉法》乙本。另外两种则均系首次发现而不见于其他任何传世文献中的古佚医书。为了便于考察说明，根据马王堆出土古医书的命名原则，暂分别称之为《病候》及《六痛》。这五种古医书在汉简《脉书》中的抄录顺序依次是：《病候》、《阴阳十一脉灸经》丙本、《阴阳脉死候》乙本、《六痛》和《脉法》乙本，它们共同组成了张家山《脉书》的整体。

双包山针灸木人

1993年，在四川省绵阳市永兴镇双包山发掘的2号西汉木椁大墓后室中，出土了一件涂有黑色重漆的小型木质人形，其上有红色漆线的针灸经脉循行径路，但无文字及经穴位置标记。这些遍布于全身的经脉循行径路，在黑漆的烘托下格外清晰分明。这是迄今为止，不仅在中国也是在世界上所发现最早的标有经脉流注的木质人体模型。

针灸木人的出土地点在四川省绵阳市永兴镇双包山，位于涪江之畔。涪江即汉代的涪水。据《后汉书》记载，在这里曾产生过三代师传的著名针灸

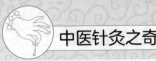

家涪翁及其弟子程高，再传弟子郭玉。郭玉在东汉初任职太医丞，史书曾记载他受汉和帝之命为贵人治病"一针即瘥"的故事。至于涪翁，不仅针术高明，医德超群，而且还撰有专门的《针经》与《诊脉法》等书。这些著作虽早已失传，但其时、其地都和绵阳针灸木人相接近。特别是四川位于我国西南区域，正如《黄帝内经·素问》所说的"九针者亦从南方来"，与自古以来南方即为针法盛行之地的记载相符。因而针灸木人在四川发现，当然也不是偶然的。

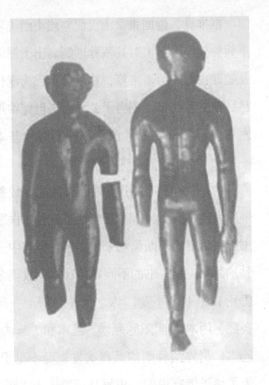

　　这具针灸木人不仅是中国医学史上最古老的针灸经脉教学模具，而且也在很大程度上弥补和丰富了中国古代经脉学说中前所未有的新内容。这种新的经脉学说必然会给正在蓬勃发展的针灸经络理论研究工作带来更多新的思路。

马王堆帛书《十一脉灸经》

　　1973 年，地处湖南长沙市东郊五里之外的马王堆出土的一具千年不腐女尸"辛追夫人"引发了全社会的广泛关注。但更为重要的是，与此同时这里还出土了 3000 多件珍贵文物，使得马王堆成为一门专门的学说。

　　揭开针灸经络起源的神秘面纱的珍贵史料——《十一脉灸经》就是这众多的珍贵文物中的一部分，它包括《足臂十一脉灸经》与《阴阳十一脉灸经》两种帛书，是在马王堆三号墓出土的 12 万字帛书中，与针灸经络关系比较密切的内容。《足臂十一脉灸经》与《阴阳十一脉灸经》是迄今发现最早的、较全面记载了人体十一条经脉循行路线及所主疾病的著作。并且,《足臂十一脉灸经》与《阴阳十一脉灸经》所记载的治疗方法都仅有灸法。

《十一脉灸经》的出土是针灸学术领域的一件大事,凭借这一古老帛书的记载,有关中国早期经络的形态、走向、所主病症的种种推测,终于有了较为可靠的依据,诸多谜团终于有了破解的可能。《十一脉灸经》的出土为中医人苦苦寻觅的针灸经络的发展源头,揭开了一层神秘的面纱,折射出一道颇为夺目的光芒。顺着光芒的指引,执着的人们将在追求古老针灸科学真谛的道路上前进得更远。

金莲山考古新发现改写针灸历史

2006 年,由文物专家组成考古队对距离澄江县城 4 千米的金莲山古滇墓群进行抢救性发掘,该墓群分布面积达 4 万平方米,墓葬数量在 1000 座左右,墓葬遗骸达数千具,是迄今为止滇青铜文化考古中发现的规模最大的墓葬群。研究人员初步推断该墓葬群为战国至东汉时期的平民墓葬群,对研究古滇文明具有重大价值。

考古工作者在对该墓群出土文物的整理过程中,发现了发掘出土的疑似针灸用具,是滇文化考古首次发现,也是目前能够确认的滇文化考古所发现的最细的金属丝,最细的一根直径仅 0.2 毫米,较河北满城中山靖王刘胜墓中出土的针具更为精细。这一发现如果能够得到证实,中国针灸的历史将往前推进。

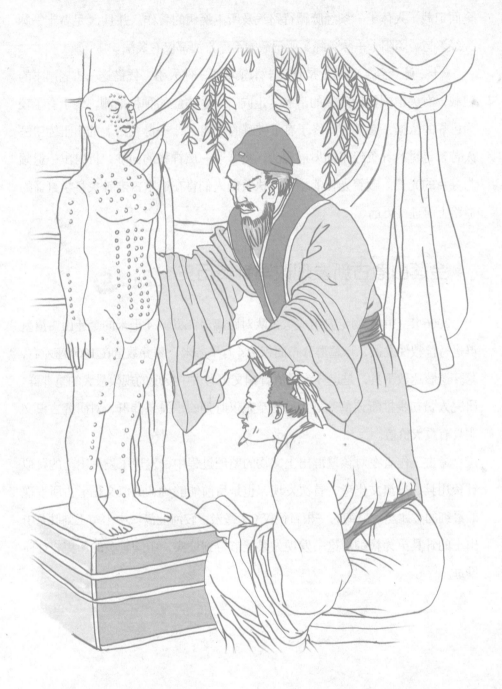

针灸疗法篇

导言

　　针灸是通过刺激体表穴位经全身经络的传导，来调整气血和脏腑的功能，从而达到扶正祛邪、治病保健的目的，其方法简便，易学易用，是一种多途径、多样化的实用技术，是中医出奇制胜的一大法宝。本篇介绍了针灸的种类、手法、器具种类和方法、擅治病种、注意事项等，包括电针、穴位注射、耳穴放血压豆、以指代针、刮痧、拔罐、穴位敷贴、刺络放血、子午流注等多种简便易行的方法。

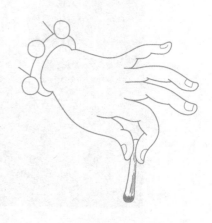

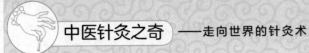

针灸疗法是一种通过经络、腧穴的传导作用，以及应用一定的操作方法，来治疗全身疾病的"内病外治"的医术。它是中医学遗产的一部分，也是我国特有的一种民族医疗方法。千百年来，针灸疗法对保卫健康、繁衍民族有过卓越的贡献。现在，几乎世界各地都可捕捉到针灸疗法的身影，它正在为越来越多的患者提供保健服务。

针刺疗法

远古时期，人们偶然被一些尖硬物体，如石头、荆棘等碰撞了身体表面的某个部位，会出现意想不到的疼痛被减轻的现象。古人开始有意识地用一

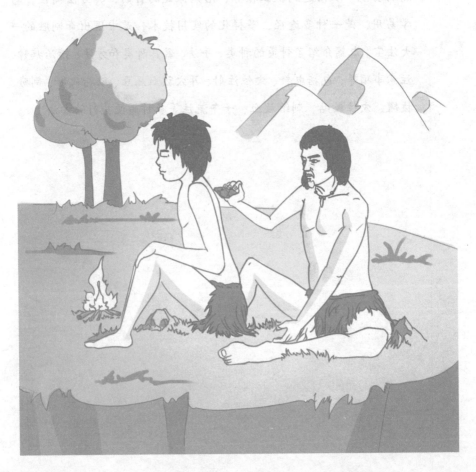

些尖利的石块来刺激身体的某些部位，或人为地刺破身体使之出血，以减轻疼痛。古书上曾多次提到针刺的原始工具是石针，称为砭石。这种砭石大约出现于距今 8000 至 4000 年前的新石器时代，相当于氏族公社制度的后期，人们已掌握了挖制、磨制技术，能够制作出一些比较精致的、适合于刺入身体以治疗疾病的石器，这种石器就是最古老的医疗工具砭石。人们就用"砭石"刺入身体的某一部位治疗疾病。

《山海经》说"有石如玉，可以为针"，是关于石针的早期记载。中国在考古中曾发现过砭石实物。可以说，砭石是后世刀针工具的基础和前身。

针具介绍

现代的针灸针一般由针体、针尖和针柄组成，针体的前端为针尖，后端设针柄，针体和针尖都是光滑的，而针柄是有螺纹的，这是为了使用的时候可以提插捻转。

现在临床上一般并不使用银针，多数使用不锈钢针。对于针灸来说，银针其实不如不锈钢针，这主要是因为银针太软，而且容易断，易造成医疗事故，另外银针的成本也高。现在还有一种像是金针，颜色金黄色，但其实还是不锈钢针，只不过外面镀了一层黄色的物质。

那在古代，医生使用的都是银针么？

据考古与文献记载，我们可以勾勒出原始针灸针具的主要形态，包括石针、骨针、草木针、陶针。

随着历史的进步，金属工具出现后，金属针灸针具开始普及，这其中包括了金针和银针。不过在后世的针灸实践中，应用最广的是《黄帝内经》中提到的"九针"及"九针"之一的毫针。"九针"是镵针、圆针、鍉针、锋针、铍针、圆利针、毫针、长针、大针九种针具的总称。

现代针具在不同的时代背景下，有着不同的变化。

针刺手法

在进针过程中，进针后至出针前，医生运用针具对所刺腧穴施行的针法。首先判断患者患有寒证还是热证，实证还是虚证，寒证用灸法，热证用针刺法，实证用泻法，虚证用补法。

1.进针方法　有单手进针和双手进针（图 3-1）。

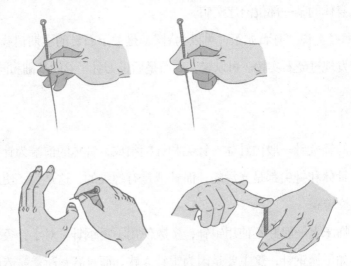

图 3-1　单手进针和双手进针法

2.操作手法

(1) 基本手法：主要是提插和捻转（图 3-2）。

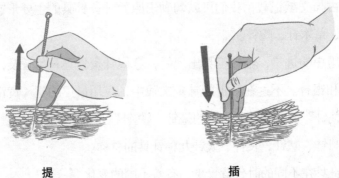

提　　　　　　　　　　插

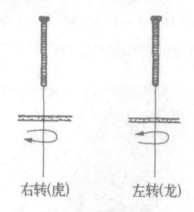

右转(虎)　　　　左转(龙)

图 3-2　提插和捻转

(2) 辅助手法

①循法：用手指顺着经脉的循行经路，在腧穴的上下部轻轻循按。主要是激发经气的运行，而使针刺容易得气（图 3-3）。

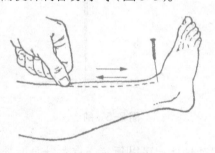

图 3-3　循法

②弹法：用手指轻弹针尾，使针体微微震动，以加强针感（图 3-4）。

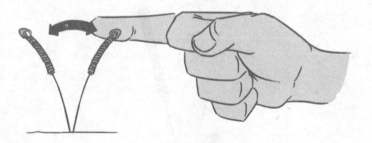

图 3-4　弹法

③刮法：用拇指抵住针尾，以食指或中指的指甲轻刮针柄；或拿食、中

指抵住针尾，以拇指指甲轻刮针柄，或用拇、食两指从下向上轻刮针柄，称为"旋刮"，可以加强针感和促使针感扩散（图3-5）。

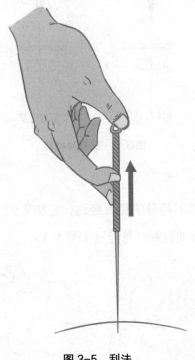

图3-5 刮法

④摇法：轻轻摇动针体，可以行气，直立针身而摇，可以加强针感；卧倒针身而摇，往往可促使针感向一定方向传导（图3-6）。

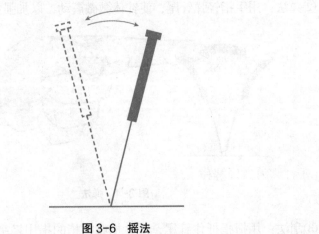

图3-6 摇法

⑤飞法：以捻转为主，一般将针先作较大幅度的捻转，然后松手，拇、食指张开，一捻一放，反复数次，如飞鸟展翅之状，可以加强针感（图3-7）。

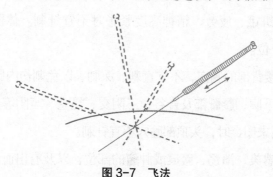

图 3-7　飞法

⑥震颤法：持针作小幅度的快速颤动，以增强针感（图3-8）。

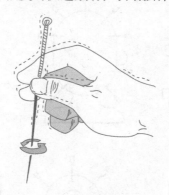

图 3-8　震颤法

针刺注意事项

(1) 治疗室经常保持清洁、安静，光线充足，温度适宜，定期进行通风和空气消毒。

(2) 针刺用的毫针，要经高压蒸汽灭菌或煮沸消毒方可使用或直接使用一次性针灸针。对有硬弯、锈蚀、有钩等不合要求的针具应剔除不用。

(3) 针刺前做好解释工作，使患者消除紧张恐惧心理。选择合理的体位，注意保暖。

(4) 严格执行操作程序，准确取穴，正确运用进针方法。针刺中严密观察患者的反应，出现意外，应紧急处理。

(5) 起针时要核对穴位及针数，防止将毫针遗留在患者身上，发生意外。

(6) 患者在饥饿、疲劳、精神高度紧张时不宜针刺。体弱者不宜过强刺激，尽量采用卧位。

(7) 对胸胁腰背部的腧穴，不宜直刺、深刺、以免刺伤内脏。

(8) 孕妇的下腹、腰骶部及合谷、三阴交、昆仑、至阴等通络的腧穴，禁针刺。小儿囟门未闭合时，头顶部腧穴不宜针刺。

(9) 皮肤有感染、溃疡、瘢痕或肿瘤的部位，以及有出血倾向、高度水肿者，不宜针刺。

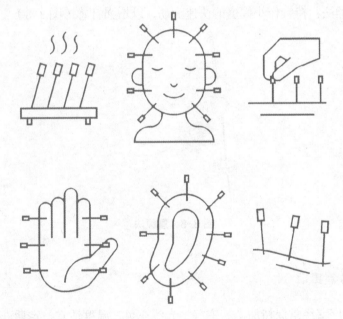

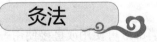

灸法

《诗经·采葛》载："彼采艾兮。"西汉毛亨和毛苌传释："艾所以疗疾。"《孟子·离娄篇》载："今之欲王音，犹七年之病，求三年之艾也。"可见艾灸疗法在春秋战国时代已颇为流行。《灵枢·官能篇》说"针所不为，灸之所宜"，可补针药之不足。正如清代吴亦鼎《神灸经纶》载："夫灸取于人，以火性热而至速，体柔而用刚，能消阴翳，走而不守，善入脏腑，取艾之辛香作炷，能通十二经，入三阴，理气血，以治百病，效如反掌。"

灸法到底为何物？灸法为针灸疗法之一，是应用艾叶制成的艾绒或其他药物，放置在体表穴位上烧灼温熨，利用其燃烧带来的热量透入肌肤，起到扶正祛邪、温经通脉、消瘀散结、回阳固脱的功效，从而达到养生保健的作用。

1. **直接灸** 将艾炷放在皮肤上施灸称直接灸（图3-9）。

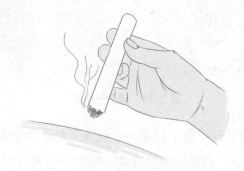

图 3-9 直接灸

2. **间接灸** 艾炷不直接接触皮肤，而用药物隔开放在皮肤上施灸，具体包括以下几种。

(1) 隔姜灸：用鲜生姜切成约1厘米厚的薄片，中间以针刺数孔，置于施术处，上面再放艾炷灸之。此法可解表散寒，温中止呕，用于外感表证、虚寒性呕吐、泄泻、腹痛等（图3-10）。

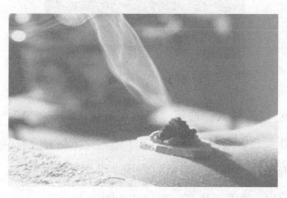

图 3-10 隔姜灸

(2) 隔附子饼灸：用附子粉末和酒，做成小硬币大的附子饼，中间以针刺数孔，置于施术处，上面放艾炷灸之。此法有温肾壮阳作用。可用于命门火衰而致的遗精、阳痿、早泄等（图 3-11）。

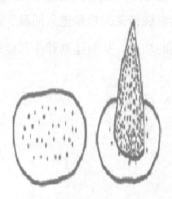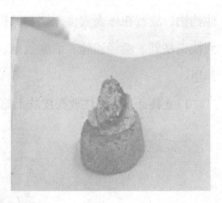

图 3-11　隔附子饼灸

(3) 隔盐灸：用食盐填敷于脐部，上置大艾炷连续施灸，至证候改善为止。此法有温中散寒、扶阳固脱的作用。可用于虚寒性呕吐、泄泻、腹痛、虚脱、产后血晕等（图 3-12）。

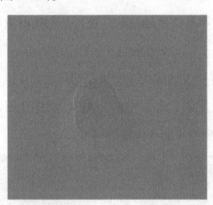

图 3-12　隔盐灸

(4) 隔蒜灸：以新鲜大蒜适量，捣如泥膏状，制成厚 0.2 ～ 0.4 厘米的圆饼，大小按病灶而定，或蒜切薄片。置于选定之穴区按上法灸之，但中间不必更换。此法有清热、解毒、杀虫的作用。可用于疗肿疮疡、毒虫咬伤，对哮喘、脐风、肺痨、瘰疬等也有一定疗效（图 3-13）。

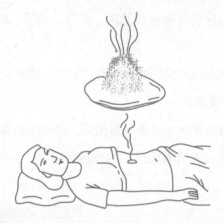

图 3-13　隔蒜灸

3. **温针灸**　具有针刺和艾灸的双重作用，一般针刺和艾灸的共同适应证均可运用（图3-14）。

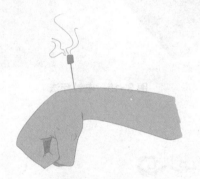

图 3-14　温针灸

电针疗法

电针疗法为用针刺入腧穴得气后，在针上通以（感应）人体生物电的微量电流波以刺激穴位，来治疗疾病的一种疗法（图3-15）。电针的波型分为以下几种。

1. **连续波**　高频连续波易抑制感觉神经和运动神经，常用于止痛、镇静、缓解肌肉和血管痉挛等；低频连续波，短时兴奋肌肉，长时抑制感觉神经和

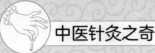

运动神经，常用于治疗痿证和各种肌肉、关节、韧带、肌腱的损伤及慢性疼痛等。

2. **断续波** 能提高肌肉组织的兴奋性，对横纹肌有良好的刺激收缩作用。常用于治疗痿证、瘫痪等。

3. **疏密波** 能增加代谢，促进气血循环，改善组织营养，消除炎性水肿。常用于出血、扭挫伤、关节周围炎、气血运行障碍、坐骨神经痛、面瘫、肌无力、局部冻伤等。

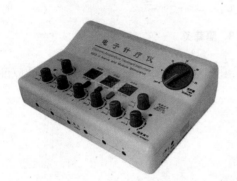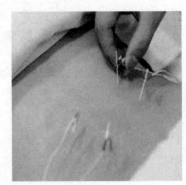

图 3-15　电针疗法

水针疗法

水针疗法，又称腧穴注射疗法、穴位注射疗法，指在经络、腧穴、压痛点或皮下反应物上，注射适量的药液，以治疗疾病的方法（图 3-16）。由于应用药液剂量较常规小，故又名小剂量药物穴位注射。

水针疗法常用药液大致有三类。

1. **中草药制剂** 如复方当归注射液、丹参注射液、川芎嗪注射液、生脉针注射液、人参注射液、鱼腥草注射液、银黄注射液、柴胡注射液、板蓝根注射液、威灵仙注射液、徐长卿注射液、清开灵注射液等。

2. **维生素类制剂** 如维生素 B_1、维生素 B_6、维生素 B_{12} 注射液、维生素 C 注射液，维丁胶性钙注射液。

3. **其他常用药物**　5%～10%葡萄糖、0.9%生理盐水、注射用水、三磷腺苷、辅酶A、神经生长因子、硫酸阿托品、山莨菪碱、加兰他敏、泼尼松龙、盐酸普鲁卡因、利多卡因、氯丙嗪、利舍平等。

水针疗法利用了穴位和药物的双重作用，主治范围广泛，常用来防治慢性支气管炎、支气管哮喘，治疗呃逆、肩周腰腿痛等多种疾病。

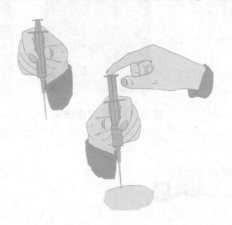

图3-16　水针疗法

耳穴疗法

耳穴疗法泛指用针刺或其他方法刺激耳郭穴位以防治疾病的方法（图3-17）。通过望耳、触耳诊断疾病和刺激耳郭防治疾病的方法，在我国古代文献中早有记载。近30年来，我国进行了大量耳针疗法的临床实践，并用现代科学知识开展实验研究，逐渐形成了我国独具特色的耳针学术体系。耳穴刺激方法除传统的毫针针刺外，还有电刺激法、埋针法、放血法、注射法、磁疗法、耳夹法、药敷法、贴膏法、压丸豆法、激光法等20多种。

耳穴在临床治疗的疾病范围很广，不仅用于治疗许多功能性疾病，而且对一部分器质性疾病也有一定疗效。目前常用于治疗各种痛症、炎症性疾病、功能紊乱性病症、内分泌病症、过敏与变态反应性病症等。

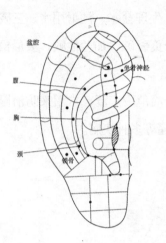

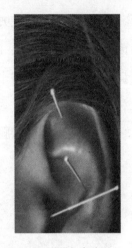

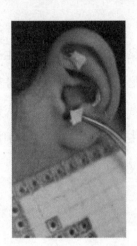

图 3-17　耳穴疗法

指针疗法

　　手穴的指针疗法就是医生（施术者）以手指代替针，在患者手上适当穴位和一定部位，运用腕力和指力的刺激，以达到治疗疾病的目的的一种简便的传统疗法（图 3-18）。这种疗法，主要是用拇指、中指及食指点刺，故又称"指尖点刺法"。这种疗法不用器具，不用药物，且安全可靠，操作简单，易于掌握，应用广泛，治疗得当，疗效迅速。这种疗法，医者应用方便，患者也不需宽衣解带，在田间地头、车间厂房、公共场所、旅途当中可随时治疗。且指针无疼痛，容易被老人、妇女、儿童接受。

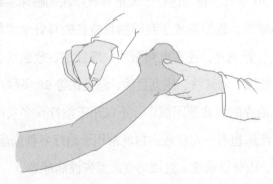

图 3-18　指针疗法

指针疗法在我国流传的历史很悠久，晋代医家葛洪著《肘后备急方》里就多处记载了指尖掐压治病的经验。用拇指尖掐压合谷穴治疗牙痛、头额痛、腹痛等疗效就很显著。掐压少商、商阳穴可治疗咽喉痛等。指针的基本手法可分揉、扪、捏、切四种。目前淘宝上及欧美等国家热销的用于缓解妊娠期呕吐及晕车、晕船反应的产品 "Sea-band"，其创意可能也是来源于指针疗法。

刮痧疗法

刮痧疗法是中医学的重要组成部分，它始于石器时代，是在砭石的基础上演变、改进而发展起来的一种有效的物理刺激疗法，又称"刮治"，古称"菱法"，发展至清代始命名为"刮痧法"。刮痧疗法长期广泛流传和应用于民间，在防病治病、保健强身中发挥着越来越大的作用，并得到了当今医学界的关注和重视。

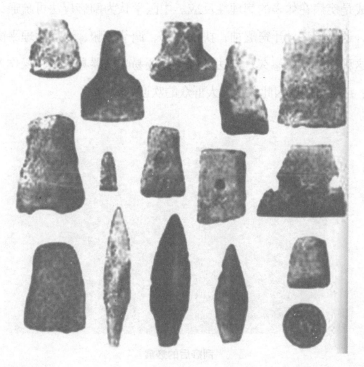

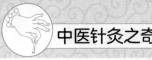

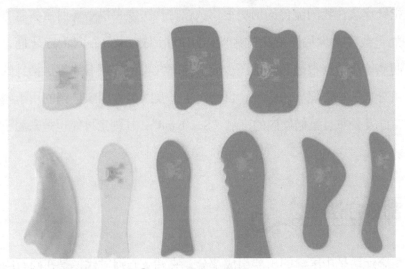

各种刮痧板

刮痧疗法一般利用边缘润滑物体（即刮具），或手指、或针具在人体体表特定的刺激部位或穴位上施以反复的刮拭、捏提、揪挤、挑刺等手法，使皮肤出现片状或点片状瘀血（或出血）的刺激反应（即痧痕，又称痧象）。"痧象"可以看成是疾病在体表的病理性反应。中医学认为刮痧疗法可疏通经络、解表排毒、退热解痉、开窍醒神、扶正祛邪、调节脏腑、恢复生理平衡、祛除疾病。这种疗法历史悠久、方法独特、简便易学、器具简单、操作方便、安全可靠、疗效显著，因此深受广大群众的欢迎。

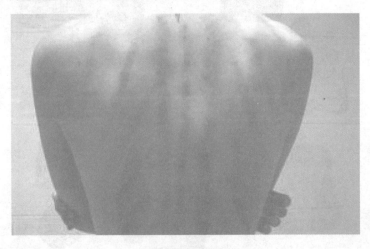

刮痧后的痧痕

拔罐疗法

清朝的《医宗金鉴·刺灸心法要诀》提到一种治疗疯狗咬伤的特殊拔罐之法，即在咬伤处，"急用大嘴砂酒壶一个，内盛于热酒，烫极热，去酒以酒壶嘴向咬处，如拔火罐样，吸尽恶血为度，击破自落"。

拔罐疗法在古今中外都盛行过，它是从何发展而来的呢？

远古时代，医家应用动物的角作为吸拔工具。在 1973 年湖南长沙马王堆汉墓出土的帛书《五十二病方》中，就已经有关于角法治病的记述："牡痔居窍旁，大者如枣，小者如核者，方以小角角之，如孰（熟）二斗米顷，而张角"。其中"以小角角之"，即指用小兽角吸拔。其实这角法就类似于后世的火罐疗法。到了隋唐时期，拔罐的工具有了突破性的改进，开始用经过削制加工的竹罐来代替兽角，后来又出现了陶罐、玻璃罐、抽气罐等。由此可知拔罐疗法在中国有着悠久的历史，而国外古希腊、古罗马时代也曾经盛行拔罐疗法。

拔罐为何能治病

拔罐通过物理的刺激和负压人为造成毛细血管破裂出血，调动人体干细胞修复功能，及坏死血细胞吸收功能，能促进血液循环，激发精气，调理气血，达到提高和调节人体免疫力的作用。

拔罐如何操作

首先将选好的部位显露出来，术者靠近患者身边，顺手(或左或右手)执罐按不同方法扣上。一般有两种排序。

(1) 密排法：罐与罐之间的距离不超过 1 寸。用于身体强壮且有疼痛症状者。有镇静、止痛、消炎之功，又称"刺激法"。

(2) 疏排法：罐与罐之间的距离相隔 1～2 寸。用于身体衰弱、肢体麻木、酸软无力者，又称"弱刺激法"。

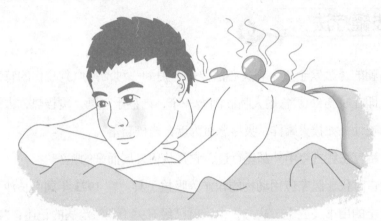

拔罐时间：大罐吸力强，1 次可拔 5 ～ 10 分钟，小罐吸力弱，1 次可拔 10 ～ 15 分钟。此外还应根据患者的年龄、体质、病情、病程以及拔罐的施术部位而灵活掌握。拔罐次数当每日或隔日 1 次，一般 10 次为 1 个疗程，中间休息 3 ～ 5 日。

穴位敷贴

穴位敷贴疗法，也叫"天灸"疗法，是中医治疗疾病的一种外治方法。此法通过特定部位，用药物和穴位的直接刺激作用来间接影响全身，发挥疗效，体现了中医学的整体观念。西医学研究认为，穴位敷贴疗法可以促进和调整机体免疫功能，调动人体内在的抗病能力，从而达到内病外治的目的。敷贴疗法简单易行、安全有效、经济实惠，故穴位敷贴疗法优势日显，广为流传。

我们来了解一下穴位敷贴的历史。

先秦时期，贴敷疗法无论是基础理论还是具体方法，虽无完整体系和专著出现，但其治疗思想已经形成，晋朝葛洪《肘后备急方》中首次记载了用生地黄或瓜蒌根捣烂外

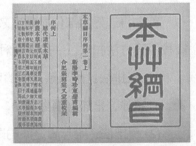

敷治伤；用软膏剂贴敷疗金疮，并收录了大量外用膏药，如续断膏、丹参膏、雄黄膏、五毒神膏等，注明了具体的制用方法。其用狂犬脑外敷伤口治疗狂犬病的方法，实为免疫学之先驱。随着中药外治方法的不断改进和创新，晋、唐之后已出现贴敷疗法和其他学科相互渗透与结合的运用研究。如把敷药法和经络腧穴的特殊功能结合起来，创立了穴位敷药法，大大提高了疗效。李时珍《本草纲目》中就记载了不少穴位敷药疗法，并为人所熟知和广泛采用。清代，可以说是中药外治方法较为成熟的阶段。其中以《急救广生集》《理瀹骈文》等中药外治专著的问世为代表，以较为完整的理论体系为贴敷疗法成熟的标志。

穴位敷贴为什么能治病

穴位敷贴疗法通过特定部位，用药物刺激的直接作用来间接影响全身，发挥疗效。实际上体现了中医学的整体观念，依赖了穴位的刺激作用和药物的吸收作用。西医学研究认为，穴位敷贴疗法通过刺激人体体表穴位，可以激发经络功能，调和气血，改善血液循环，促进和调整机体免疫功能，调动人体内在的抗病能力，从而达到内病外治的目的。温肺化痰平喘的药物敷贴于肺俞、膈俞等穴位时，药物通过透皮吸收直接兴奋 β 受体，激活腺苷酸环化酶（cAMP），使 cAMP 增多，从而扩张支气管，达到平喘效果。药物成分通过血流，促进支气管腺分泌，产生祛痰作用。药物成分经血流进入大脑，抑制咳嗽中枢而止咳。

穴位敷贴治疗常用的穴位为冬病夏治三伏贴常取背俞穴，此外其他疾病常取神阙穴、涌泉穴，病种涉及呼吸、循环、消化、泌尿、神经、癌症等内科系统和妇儿科及鼻咽口腔五官科疾病。

刺络放血疗法

相传，扁鹊在百会穴放血治愈虢太子"尸厥"，华佗用针刺放血治疗曹操的"头风症"。唐宋时期，本疗法已成为中医大法之一，《新唐书》记载：侍医张文仲、秦鸣鹤，针刺百会及脑户出血，使唐高宗的头目眩晕得到了迅速缓解。宋代已将该法编入针灸歌诀"玉龙赋"。

刺络放血疗法简称刺血疗法，是在中医基本理论指导下，通过放血祛除邪气而达到调和气血、平衡阴阳和恢复正气目的的一种有效治疗方法，适用于"病在血络"的各类疾病。中医的刺血疗法最早的文字记载见于《黄帝内经》，如"刺络者，刺小络之血脉也""菀陈则除之，出恶血也"，并明确地提出刺络放血可以治疗癫狂、头痛、暴喑、热喘、衄血等病证。

刺血方法主要有络刺、赞刺及豹文刺法，后世又有发展。现代临床刺血，都应在常规消毒后进行，手法宜轻、浅、快、准，深度以 0.1 ～ 0.2 寸为宜。一般出血量以数滴至数毫升为宜，但也有多至 30 ～ 60 毫升者。

刺络放血是在辨证取穴的基础上用三棱针、毫针、梅花针、刀具等工具刺破躯体的某些腧穴、病灶处、病理反应点或浅表小静脉，放出一定量的血液，从而治疗疾病的一种针灸方法。刺血疗法是中医传统外治法之一，具有悠久的历史。所治病证从《黄帝内经》记载的 10 余种，到《放血疗法》记录已达 103 种，这一传统疗法，已被广泛应用于临床各科，适用于某些急症、热证、实证等。

刺络放血疗法的中医理论基础主要是依据中医经络学说和气血学说。中医学认为，经络具有由里及表，通达内外、联络肢节的作用，是气血运行的通道，其"内属于脏腑，外络于肢节"。经络是沟通人体内外表里的桥梁，具有灌渗气血、濡养全身的作用，是人体活动的根本。气血并行于脉内，充养全身，人体的各种生理活动，均依赖气血的正常运行，并通过经络发挥其生理功能。气血与经络既为人体正常的生理基础，也是疾病产生的重要病机转化所在。当人体内脏和经脉功能失调时，机体就会发生疾病，络脉也会相应地表现出充血、扩张，甚至变形等病理变化。刺络放血可以疏通经络中壅滞的气血，调整脏腑的功能紊乱，使气滞血瘀的一系列病变恢复正常，从而达到治疗疾病的目的。

刺络放血主要通过泄热解毒、调和气血、活血祛瘀、通经活络、消肿止痛、泻热定惊、清热开窍等途径，来调整人体脏腑，使脏腑和谐、经脉畅通、气血调和、阴阳平衡、治病祛疾。其不仅能治疗各种慢性病，也可以治疗急症，对许多疑难杂症，沉疴痼疾，奇病怪病常有神奇疗效。其选穴包括体穴和耳穴。体穴选取与普通针刺治疗选穴依据相同，即辨证取穴、局部取穴和对症取穴。耳穴多选取耳尖与耳垂。

刺络放血可治疗多种疾病。如呼吸系统疾病感冒发热多因外邪侵袭肌表，营卫失和，卫阳蒸越于外而发，可取大椎、少商、商阳、耳背紫筋点刺放血。如循环系统疾病高血压病多为肝肾阴阳失调及气血瘀滞所致，刺络放血可通调瘀滞之气，可双耳尖点刺放血，配合耳穴贴压神门。如消化系统疾病（如胃肠炎）多因感受时令秽浊之气及饮食不洁损伤脾胃，气血逆乱于胃肠所致，可点刺曲泽、委中、金津、玉液放血。如内分泌及代谢性疾病急性痛风性关节炎因脏腑积热，热毒从内至外发于四末而起，放血疗法可舒筋通络，活血化瘀，消肿止痛，可取阳陵泉、阴陵泉、三阴交、太冲、阿是穴点刺放血拔罐。如神经系统疾病根性坐骨神经痛多因寒湿、湿热、瘀血阻滞导致脉络不通所致，可刺秩边、环跳、委中、殷门、昆仑、阳陵泉，腰椎病变节段相对应的夹脊穴，并在委中放血拔罐。如骨科疾病颈椎病多因气血运行失度致痛，可取颈项部沿督脉和膀胱经点刺后拔以火罐。如五官科疾病慢性鼻窦炎多因六淫侵袭，热邪壅盛，蒸灼鼻窍或脏腑所致，可取迎香、攒竹、睛明，配穴取上星、通天、风池、合谷、太冲毫针针刺，并在上星、通天点刺放血。如皮肤科疾病带状疱疹乃感受毒邪，经络阻隔，气血凝滞而成，放血疗法可清热解毒、活血化瘀，取蛇头穴放血。

刺络放血在现代中医治疗中有广泛的应用，可有效治疗多种疾病。但刺络放血疗法临床观察较多而研究较少，不同的施术者在刺血部位、刺血量、疗程等方面操作相差甚远，操作随意性很大，疗效亦缺乏统一的评判标准，且因为接触血液需要严格消毒严防传染病，故而其发展仍然任重而道远。

子午流注

中医学是以自然科学知识为主题，多学科交互渗透的产物，与阴阳、五行、天时等息息相关，针灸作为中医的特殊诊治手段之一，是中医学重要的组成部分，其治疗体系和理论也与多学科指导相交融。其中，子午流注就是针灸与天地相应相互联系而提出的一个重要的治疗手段。

子午流注，是我国针灸疗法中的一种注重时间条件的独特取穴方法。它是中医时间医学的重要组成部分。子午流注根据四季变化规律及气血在不同时间人体内运行规律确定时穴的开阖，以此来确定疾病治疗的方案。是中医针灸以"人与天地相应"的观点为理论基础，配以刚柔相配，阴阳相合，五行相生的理论，用天干地支的变异规律来推算人体的气血循环，时穴开阖推演而成的。认为人体功能活动、病理变化受自然界气候变化、时日等影响而呈现一定的规律。根据这种规律，选择适当时间治疗疾病，可以获得较佳疗效。因此提出"因时施治""按时针灸""按时给药"等。子午流注就是辨证循经按时针灸取穴的一种具体操作方法，它是依据经脉气血受自然界影响有时盛、有时衰并有一定规律而制定的。其含义就是说：人身之气血周流出入皆有定时，运用这种方法可以推算出什么疾病应当在什么时辰取什么穴位进行治疗。

从现存资料来看，子午流注针法首见于金元时期何若愚所著《流注指微针赋》，该文由阎明广作注，并收录于阎氏编撰的《子午流注针经》。该书是子午流注针法的奠基著作，"世之研究此术者乃以此书为嚆矢"。《子午流注针经》提出了子午流注针法的两种取穴方法：纳甲法与养子时刻注穴法。其内容被诸多针灸著作所引录，如《针灸大全》《针灸大成》《针灸聚英》《类经图翼》等。其中，《针灸聚英》又提出一种纳子法的取穴方法。

纳子法较为简略，又称纳支法，以十二地支记时辰。一天之中的十二时辰，寅时气血流注于肺经，卯时气血流注于大肠经，按照《灵枢·经脉》篇的十二经流注顺序，十二个时辰气血依次流注于十二经，按"虚则补其母""实则泻其子"的五行相生规律取五输穴，又按"迎而夺之""随而济之"的原则选择治疗时辰。如肺经虚证，补其母穴，因肺经属金，土生金，补土穴太渊，在卯时针刺，是为随而济之；实证，泻其子穴，金生水，泻水穴尺泽，在寅时，是为迎而夺之。余皆仿此。纳甲法，又称纳干法，是按天干值日经（如甲日属木，属阳，即由同属阳木的胆经值日），逢时开取值日经的井穴（如甲戌时开取胆经井穴窍阴），下一个时辰按阳日阳时开阳经穴，阴日阴时开阴经穴，以及"经生经""穴生穴"的原则，开取不同经脉的五输穴，并逢输过原（即是逢开输穴的时候，返回本经开原穴），最后日干重见（流注至最后一个阳时与第一个阳时属同一天干），阳日气纳三焦（阳日的最后一个阳时开三焦经穴），阴日血归包络（阴日的最后一个阴时开心包经穴）。这是何若愚子午流注纳甲法的基本方法。其三为养子时刻注穴法，是取十二经的五输穴，按一日水下百刻，流注十二经六十穴，每一时辰内气血流注一条经的井、荥、输、经、合五穴，每一穴分得六十分六厘六毫六丝六忽六秒，六十穴合成百刻。

子午流注疗法源于《黄帝内经》，成于元明代，以其独特的内容、完整的理论被认为是针灸时间治疗学的缩影，并在临床应用中取得了良好的疗效。在内科、骨伤科、妇儿科、皮肤科、五官科等中均有所应用，失眠、荨麻疹、痹病、冠心病、脑梗死等症均有较佳疗效，其中以失眠应用最为广泛。治疗根据病因、病性、病势，按患者就诊之时间按时开穴，或根据病情向患者另约时间前来定时开穴而进行治疗。根据就诊时间推算出所开经穴，并以所开经穴为主，先针开穴，后针配（客）穴。如患者失眠均在夜间 1 : 00 左右（子时），为足少阳胆经所主之时，即于次日将治疗时间调至下午 5 : 30（酉时），并加取阳陵泉（足少阳胆经腧穴），针用泻法。根据患者证型治疗如心脾两虚证因脾虚为主，遵循"虚则补其母"的治疗原则，取母穴大都（属火），脾属土，火能生土，一天中巳时（11:00—13:00）为脾经经气输注之时，可取巳时开穴之脾经腧穴大都"随而济之"治疗。《素问·八正神明论篇》论述了人体的生

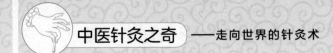

理功能与天时变化的关系，子午流注正是联系这一观点，根据气的开阖行补泻，展现了"候时而刺"的针法，并在后世不断地得到改善并推广。

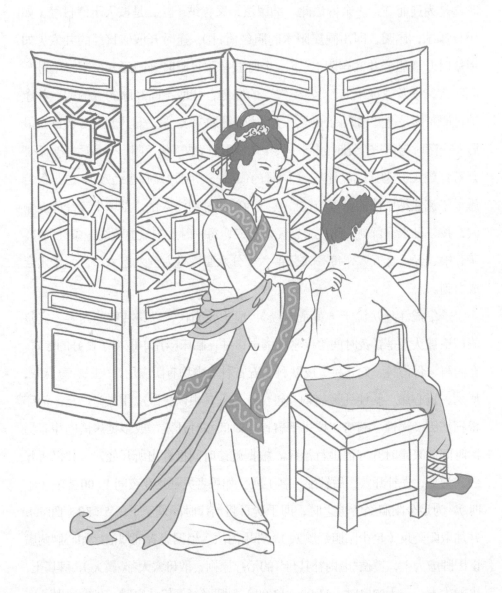

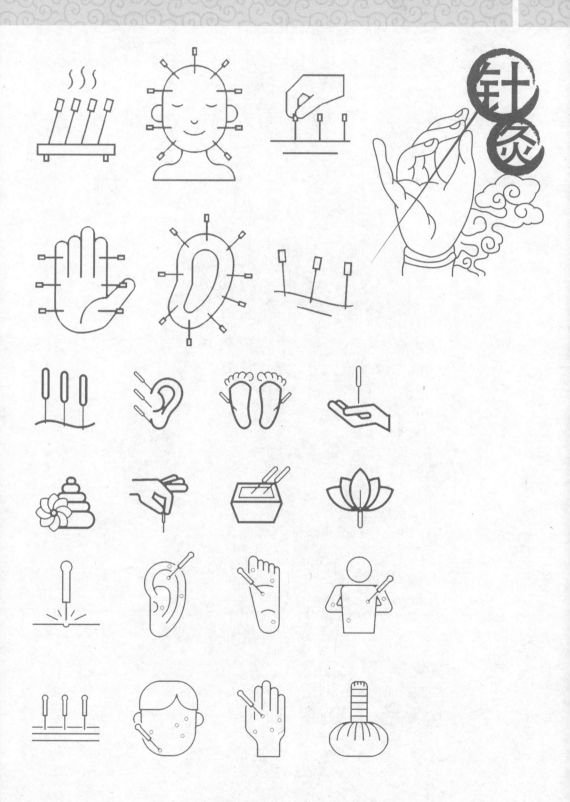

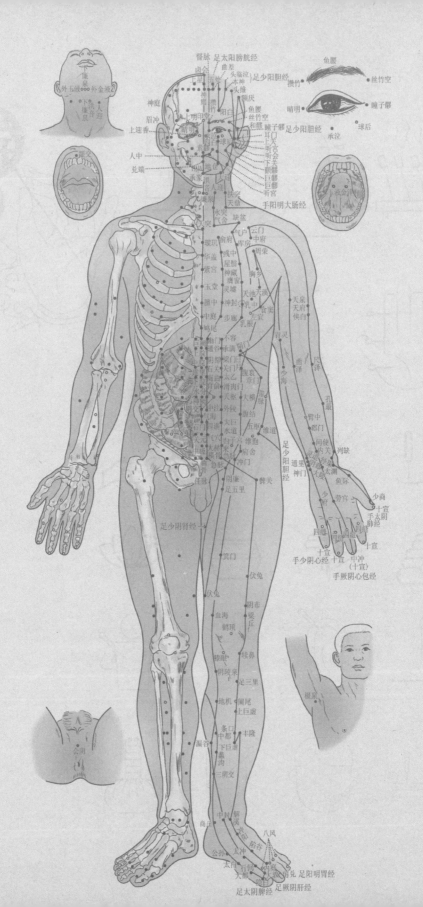

针灸保健篇

　　针灸保健是通过刺激人体特定穴位，激发经络之气，使人体新陈代谢旺盛起来，起到调和气血、平衡阴阳、调理脏腑、强壮身体、益寿延年的目的，可提高人体的抗病能力，用于久病体虚之人的康复。《黄帝内经》称掌握针灸保健技术的医生为"上工"。手法强度适中，选穴以强壮穴位为主。本篇介绍了常用保健穴、急救穴、配伍组穴、针灸保健操作法、常见病针灸保健、美容减肥针灸法、针灸急救法等内容。

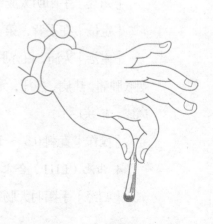

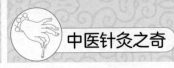

常用保健穴

1. 列缺（LU7）络穴；八脉交会穴，通于任脉

［归经］手太阴肺经。

［定位］在前臂桡侧缘，桡骨茎突上方，腕横纹上 1.5 寸，当肱桡肌与拇长展肌腱之间。

［简易取穴法］两手虎口交叉，一手食指按在另一手桡骨茎突上，食指尖端所压处是穴。

［主治］咳嗽，气喘，咽喉痛，半身不遂，偏头痛，项强痛，腕痛无力，牙痛。

［操作］向上或向下斜刺 0.3 ～ 0.8 寸；可灸。

2. 少商（LU11）井穴

［归经］手太阴肺经。

［定位］在拇指桡侧端，指甲角旁约 0.1 寸处。

［主治］咽喉肿痛，咳嗽，鼻衄，中风昏迷，中暑，呕吐，癫狂，高热，小儿惊风。

［操作］直刺 0.1 寸，或向腕平刺 0.2 ～ 0.3 寸，或用三棱针点刺出血；可灸。

3. 合谷（LI4）原穴

［归经］手阳明大肠经。

［定位］在手背，第 1、2 掌骨间，当第 2 掌骨中点桡侧。

［主治］头痛，目赤肿痛，鼻衄，齿痛，牙关紧闭，口眼㖞斜，耳聋，痄腮，咽喉肿痛，热病，多汗，无汗，腹痛，便秘，经闭，滞产，小儿惊风，半身不遂，瘾疹，疟疾。

［操作］直刺 0.5 ～ 1.0 寸；可灸。

4. 曲池（LI11）合穴

［归经］手阳明大肠经。

［定位］屈肘成直角，在肘横纹桡侧端与肱骨外上髁连线中点处。

［主治］热病，半身不遂，风疹，手臂肿痛无力，咽喉肿痛，目赤肿痛，齿痛，腹痛吐泻，痢疾，高血压，瘰疬，癫狂。

［操作］直刺 1.0～1.5 寸；可灸。

5. 下关（ST7）

［归经］足阳明胃经。

［定位］在面部耳前方，当颧弓与下颌切迹所形成的凹陷中。

［主治］牙关紧闭，下颌疼痛，齿痛，面痛，口眼㖞斜，耳鸣，耳聋。

［操作］直刺 0.5～1.2 寸；可灸。

6. 天枢（ST25）大肠募穴

［归经］足阳明胃经。

［定位］在腹中部，当脐中旁开 2 寸处。

［主治］腹痛，腹胀，肠鸣泄泻，痢疾，便秘，肠痈，热病，疝气，水肿，月经不调。

［操作］直刺 0.8～1.2 寸；可灸。

7. 足三里（ST36）合穴；胃下合穴

［归经］足阳明胃经。

［定位］在小腿前外侧，当犊鼻下 3 寸，距胫骨前缘 1 横指处。

［主治］胃痛，呕吐，腹胀，肠鸣，消化不良，下肢痿痹，泄泻，便秘，痢疾，疳积，癫狂，中风，脚气，水肿，下肢不遂，心悸，气短，虚劳羸瘦。本穴有强壮作用，为保健要穴。

［操作］直刺 1～2 寸；可灸。

8. 上巨虚（ST37）大肠下合穴

［归经］足阳明胃经。

［定位］在小腿前外侧，当犊鼻下 6 寸，距胫骨前缘 1 横指（中指）。

［主治］腹痛，腹胀，痢疾，便秘，肠痈，中风瘫痪，脚气，下肢痿痹。

［操作］直刺 1.0～1.5 寸；可灸。

9. 丰隆（ST40） 络穴，祛痰的要穴

[归经] 足阳明胃经。

[定位] 在小腿前外侧，当外踝尖上8寸，条口外，距胫骨前缘2横指。

[主治] 痰多，哮喘，胸痛，头痛，咽喉肿痛，便秘，癫狂，痫证，下肢痿痹，呕吐。

[操作] 直刺1.0～1.5寸；可灸。

10. 三阴交（SP6）肝脾肾三经交会穴

[归经] 足太阴脾经。

[定位] 在小腿内侧，当足内踝尖上3寸，胫骨内侧缘后方。

[主治] 肠鸣，腹胀，泄泻，消化不良，月经不调，痛经，经闭，赤白带下，阴挺，产后血晕，滞产，不孕，阳痿，遗精，遗尿，疝气，小便不利，失眠，下肢痿痹，脚气。

[操作及注意事项] 直刺1.0～1.5寸；可灸。孕妇不宜针。

11. 阴陵泉（SP9）合穴

[归经] 足太阴脾经。

[定位] 在小腿内侧，当胫骨内侧髁下缘与胫骨内侧缘的凹陷中。

[主治] 腹胀，水肿，小便不利，泄泻，尿失禁，胫中痛，遗精，妇人阴痛，膝痛，黄疸。

[操作] 直刺1.0～2.0寸；可灸。

12. 血海（SP10）

[归经] 足太阴脾经。

[定位] 屈膝，在髌骨内侧端上2寸处，股内侧肌隆起处。

[简易取穴法] 患者屈膝，医者以左手掌心按于患者右膝髌骨上缘，第2至5指向上伸直，拇指成45°斜置按下，当拇指尖下即是本穴。对侧取法仿此，以右手掌心按患者左膝取之。

[主治] 月经不调，痛经，闭经，崩漏，瘾疹，湿疹，丹毒，皮肤瘙痒，小便淋涩，股内侧痛。

［操作］直刺 1.0 ～ 1.2 寸；可灸。

13. 神门（HT7）输穴；原穴

［归经］手少阴心经。

［定位］在腕掌侧横纹尺侧端，尺侧腕屈肌腱桡侧凹陷中。

［主治］心痛，心烦，惊悸，怔忡，失眠，健忘，癫狂痫，胸胁痛，掌中热。

［操作］直刺 0.3 ～ 0.5 寸；可灸。

14. 后溪（SI3）输穴；八脉交会穴，通督脉

［归经］手太阳小肠经。

［定位］微握拳，在第 5 掌指关节后尺侧，掌横纹头赤白肉际处。

［主治］头项强痛，热病，疟疾，癫狂痫，耳聋，目赤，咽喉肿痛，手指及肘臂挛痛，腰背痛。

［操作］直刺 0.5 ～ 1.0 寸；可灸。

15. 养老（SI6）郄穴

［归经］手太阳小肠经。

［定位］在前臂后区，腕背横纹上 1 寸，尺骨头桡侧凹陷中。

［简便取穴法］以掌向胸，在尺骨胫突桡侧缘凹陷中。

［主治］目视不明，肩、背、肘、臂酸痛，急性腰痛。

［操作］直刺或斜刺 0.5 ～ 0.8 寸；可灸。

16. 大肠俞（BL25）大肠背俞穴

［归经］足太阳膀胱经。

［定位］在第 4 腰椎棘突下，旁开 1.5 寸处。

［主治］腹胀，腹痛，泄泻，痢疾，便秘，腰脊疼痛。

［操作］直刺 0.5 ～ 1.2 寸；可灸。

17. 委中（BL40）合穴；膀胱下合穴

［归经］足太阳膀胱经。

［定位］在腘横纹中点，当股二头肌腱与半腱肌腱的中间。

［主治］腰痛，下肢痿痹，中风昏迷，半身不遂，腹痛，腹泻，呕吐，遗

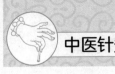

尿，小便不利，丹毒。

[操作] 直刺 1.0～1.5 寸，或用三棱针点刺腘静脉出血。

18. 承山（BL57）

[归经] 足太阳膀胱经。

[定位] 在小腿后面正中，腓肠肌两肌腹与肌腱交角处，当伸直小腿或足跟上提时腓肠肌肌腹下出现尖角凹陷处。

[主治] 腰背痛，小腿转筋，痔疾，便秘，腹痛，疝气，脚气，下肢瘫痪。

[操作] 直刺 1.0～2.0 寸；可灸。

19. 涌泉（KI1）井穴

[归经] 足少阴肾经。

[定位] 在足底第 2、3 趾蹼缘与足底连线前 1/3 和后 2/3 交点处，足趾跖屈时呈凹陷中央。

[主治] 头痛，头昏，失眠，目眩，咽喉肿痛，失音，便秘，小便不利，小儿惊风，癫狂，昏厥。

[操作] 直刺 0.5～1.0 寸；可灸。

20. 太溪（KI3）输穴；原穴

[归经] 足少阴肾经。

[定位] 在足内踝尖与跟腱之间的凹陷处。

[主治] 头痛目眩，咽喉肿痛，齿痛，耳聋，耳鸣，气喘，胸痛咯血，消渴，月经不调，失眠，健忘，遗精，阳痿，小便频数，腰脊痛，下肢厥冷，内踝肿痛。

[操作] 直刺 0.5～1.0 寸；可灸。

21. 复溜（KI7）经穴

[归经] 足少阴肾经。

[定位] 在小腿内侧，内踝尖直上 2 寸，跟腱的前方。

[主治] 泄泻，肠鸣，水肿，腹胀，腿肿，足痿，盗汗，身热无汗，腰脊强痛。

[操作] 直刺 0.5～1.0 寸；可灸。

22. 内关（PC6）络穴；八脉交会穴，通阴维脉

［归经］手厥阴心包经

［定位］在腕横纹上2寸，掌长肌腱与桡侧腕屈肌腱之间。

［主治］心痛，心悸，胸闷，胸痛，胃痛，呕吐，呃逆，癫痫，热病，上肢痹痛，偏瘫，失眠，眩晕，偏头痛。

［操作］直刺0.5～1.0寸；可灸。

23. 劳宫（PC8）荥穴

［归经］手厥阴心包经。

［定位］在掌心的第2、3掌骨之间偏于第3掌骨，握拳时中指尖下是穴。

［主治］心痛，呕吐，癫狂痫，口疮，口臭。

［操作］直刺0.3～0.5寸；可灸。

24. 支沟（SJ6）经穴

［归经］手少阳三焦经。

［定位］在阳池与肘尖连线上，腕背横纹上3寸，尺骨与桡骨之间。

［主治］耳鸣，耳聋，暴喑，瘰疬，胁肋痛，便秘，热病。

［操作］直刺0.8～1.2寸；可灸。

25. 风池（GB20）

［归经］足少阳胆经。

［定位］在胸锁乳突肌与斜方肌上端之间凹陷中，与风府穴相平处。

［主治］头痛，眩晕，目赤肿痛，鼻渊，鼻衄，耳鸣，耳聋，颈项强痛，感冒，癫痫，中风，热病，疟疾，瘿气。

［操作及注意事项］针尖微下，向患者鼻尖方向斜刺0.8～1.2寸，或平刺透风府穴；可灸。本穴深部为延髓，必须严格掌握针刺角度与深度，慎防意外。

26. 肩井（GB21）

［归经］足少阳胆经。

［定位］在肩上，第7颈椎棘突与肩峰最外侧端连线中点处。

［简易取穴法］左手搭右肩，中指尖下是穴。

［主治］头项强痛，肩背疼痛，上肢不遂，难产，乳痈，乳汁不下，瘰疬。

[操作及注意事项]直刺0.5~0.8寸,深部正当肺尖,不可深刺,孕妇禁针;可灸。

27. 阳陵泉(GB34)合穴;胆下合穴;八会穴之筋会

[归经]足少阳胆经。

[定位]在小腿外侧,当腓骨头前下方凹陷处。

[主治]胁痛,口苦,呕吐,黄疸,小儿惊风,半身不遂,下肢痿痹,脚气。

[操作]直刺1.0~1.5寸;可灸。

28. 太冲(LR3)输穴;原穴

[归经]足少阳胆经。

[定位]在足背第1、2跖骨结合部前凹陷中。

[主治]头痛,眩晕,目赤肿痛,口喎,胁痛,遗尿,疝气,崩漏,月经不调,癫痫,呃逆,小儿惊风,下肢痿痹。

[操作]直刺0.5~0.8寸;可灸。

29. 大椎(DU14)

[归经]督脉。

[定位]在第7颈椎棘突下凹陷中,后正中线上。

[主治]热病,疟疾,咳嗽,气喘,骨蒸盗汗,癫痫,头痛项强,肩背痛,腰脊强痛,风疹。

[操作]直刺0.5~1寸;可灸。

30. 百会(DU20)

[归经]督脉。

[定位]在前发际正中直上5寸处。

[简易取穴法]两耳尖连线中点,头顶正中是穴。

[主治]头痛,眩晕,中风失语,癫狂,脱肛,泄泻,阴挺,健忘,不寐。

[操作]平刺0.5~0.8寸;可灸。

31. 素髎(DU25)

[归经]督脉。

［定位］在鼻尖正中央处。

［主治］鼻渊，鼻衄，喘息，昏迷，惊厥，新生儿窒息。

［操作］向上斜刺 0.3～0.5 寸，或点刺出血。

32. 水沟（DU26）

［归经］督脉。

［定位］在人中沟的上 1/3 与中 1/3 交界处。

［主治］头痛，晕厥，癫狂痫，小儿惊风，口角㖞斜，腰脊强痛。

［操作］向上斜刺 0.3～0.5 寸，或用指甲按掐。

33. 关元（RN4）小肠募穴

［归经］任脉。

［定位］在下腹部正中线上，当脐下 3 寸处。

［主治］遗尿，小便频数，尿闭，泄泻，腹痛，遗精，阳痿，疝气，月经不调，带下，不孕，中风脱证，虚劳羸瘦（本穴有强壮作用，为保健要穴）。

［操作及注意事项］直刺 1.0～2.0 寸；可灸。孕妇慎用。

34. 中脘（RN12）胃募穴；八会穴之腑会

［归经］任脉。

［定位］在上腹部正中线上，当脐上 4 寸处。

［主治］胃痛，呕吐，吞酸，呃逆，腹胀，泄泻，黄疸，癫狂。

［操作］直刺 1～1.5 寸；可灸。

35. 印堂（EX-HN3）

［归经］经外奇穴。

［定位］在两眉头连线中点处。

［主治］头痛，眩晕，鼻衄，鼻渊，小儿惊风，失眠。

［操作］提捏局部皮肤，平刺 0.3～0.5 寸，或用三棱针点刺出血；可灸。

36. 太阳（EX-HN5）

［归经］经外奇穴。

［定位］在眉梢与目外眦之间向后约 1 寸处凹陷中。

[主治] 头痛，目疾。

[操作] 直刺或斜刺 0.3～0.5 寸，或用三棱针点刺出血。

37. 子宫 (EX-CA1)

[归经] 经外奇穴。

[定位] 在脐下 4 寸（中极穴），前正中线旁开 3 寸处。

[主治] 阴挺，月经不调，痛经，崩漏，不孕。

[操作] 直刺 0.8～1.2 寸。

38. 腰痛点（EX-UE7）

[归经] 经外奇穴。

[定位] 在手背，第 2、3 掌骨间以及第 4、5 掌骨间，腕背侧缘端横纹与掌指关节的中点处，一手 2 穴，左右共 4 穴。

[主治] 急性腰扭伤。

[操作] 由两侧向掌中斜刺 0.5～0.8 寸。

39. 落枕穴

[归经] 经外奇穴。

[定位] 在手背第 2、3 掌骨间，指掌关节后约 0.5 寸处。

[主治] 落枕，手臂痛，胃痛。

[操作] 直刺 0.5～0.8 寸，或斜刺。

40. 十宣（EX-UE11）

[归经] 经外奇穴。

[定位] 在双手十指尖端，距指甲游离缘 0.1 寸处，左右共 10 穴。

[主治] 昏迷，癫痫，高热，咽喉肿痛，指端麻木，中暑，晕厥，小儿惊厥。

[操作] 浅刺 0.1～0.2 寸，或点刺出血。

常用穴位保健方法

中医穴位按摩和艾灸都是有效的养生方法，我们身体有很多穴位有养生的效果，学会这些养生穴，可以帮父母按摩或艾灸，最好能教会他们。这样既能高质量地陪伴父母，又能让父母益寿延年，何乐而不为？

穴位按摩操作法

用拇指指面着力于穴位之上，垂直用力，向下按压，按而揉之。其余四指握拳或张开，起支撑作用，以协同用力。让刺激充分达到肌肉组织的深层，产生酸、麻、胀、痛、热和走窜等感觉，按摩同时让被按摩者屈伸活动，来加强酸、麻、胀、痛等感觉，持续数秒后，渐渐放松，如此反复操作数次即可。每次每穴按压 5～10 分钟，每日一至两次。

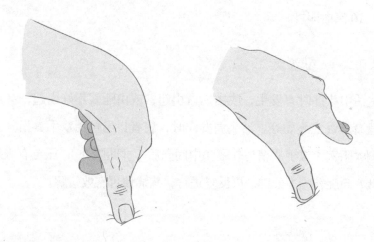

穴位艾条灸法

采用仰卧位或坐位。将艾条点燃后放于穴位上方，距离皮肤 2～3 厘米施灸，使温热感向深处、远处扩散，无灼痛为宜，一般每次灸 10～15 分钟，以局部潮红为度。每日 1 次。

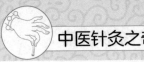

急救单穴

生活中，我们的身体难免会发生或遇到突发事件，如呕吐、心绞痛、中暑、昏迷等，来不及到医院或者距离医院较远时，哪些穴位可以辅助我们救命呢？有人认为中医是慢郎中，只能治疗慢性病，治不了急性病。其实这是对中医急救最大的误解，很多急性病运用恰当的中医疗法，能够获得意想不到的效果。

耳尖穴——放血疗法治高热

生活中孕妇发热了怕吃药怎么办？小孩子发热了吃不进去药怎么办？吃了不少退烧药依然高热不退怎么办？不妨试试耳尖穴放血，操作很简单，就是在耳尖穴（耳朵的最顶端）处用无菌的针灸针或注射器针头刺破皮肤，放出 5 ～ 10 滴血即可。

太阳穴——止痛要穴

生活中头痛时有发生，或由感冒引起，或由睡眠不好引起，甚至因为外伤后遗有神经性头痛等。当头痛发作时，患者自己可用双手食指分别按压头部双侧太阳穴（位于眉梢与外眼角中间向后 1 寸凹陷处），压至有胀痛感并按顺时针方向旋转约 1 分钟，可反复进行，头痛便可有效缓解。

劳宫穴——降压要穴

人在生气、暴怒、激动、劳累等情况下往往会导致血压急剧升高，这对人体有很大的危害，尤其对于高血压患者，容易并发心脑血管疾病，甚至有危及生命的风险。此时用力按压劳宫穴（位于人体的手掌心，当第 2、3 掌骨之间偏于第 3 掌骨，握拳屈指的中指尖处），常常可使血压逐渐下降，恢复正常。

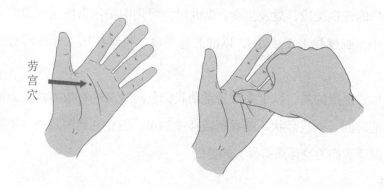

劳宫穴

人中穴——促醒要穴

人中穴，学名叫水沟穴，位于人体鼻唇沟的上 1/3 和下 2/3 交点处，具有升高血压、兴奋呼吸中枢的作用。生活中当遇到外伤、中风、中暑、中毒、心肌梗死、过敏的患者突然出现昏迷时，可用大拇指尖用力按压其人中穴，往往能够起到急救的效果。因为此类患者一旦出现昏迷，可能会迅速出现呼吸停止、血压下降甚至休克等情况，此时若能及时按压人中穴，可暂时延缓症状的加重，为下一步抢救赢得宝贵的时间。

天枢穴——便秘的克星

便秘可以致命吗？没错，不要小视了便秘的危害。大便不能及时排除，代谢废物毒素吸收进入人体，污染了体内环境，会滋生众多疾病。排大便费力，腹压增大，易诱发心肌梗死、脑出血等危急重症。便秘者除了注意多吃高纤维素食、多喝水、多运动、定时排便外，可用双手中指点压双侧天枢穴（位于肚脐眼两侧 2 寸处），至有明显酸胀感即按住不动，坚持 1 分钟左右，可左右交替，很快就会有便感，帮助顺利排便。

内关穴——止吐要穴

生活中，如果吃了不干净的食物，或者感冒了，或者有胃肠道疾病时，可能会出现呕吐。严重的呕吐可引起人体电解质紊乱，内环境失调，进而引起一系列的连锁反应，危及生命。呕吐时，可用中指用力按压内关穴（位于前臂正中，腕横纹上 2 寸处），以酸胀感为度，持续按压 1 分钟可有效缓解呕吐。

特别要提醒的是，以上办法是帮助我们危险时刻的有效方法，为抢救争取更多的时间。一旦症状不能缓解或持续加重，应立刻到医院进一步明确病因，以保证我们的身体获得最大的益处。

保健组穴

长寿三穴

一位哲学家曾经说过："宁肯做终身无疾的乞丐，也不做疾病缠身的皇帝。"这话道出了健康与人生荣辱苦乐之间的辨证关系。这本是一个显而易见的道理，但人们不临其间，往往难以领悟其中之真谛。

穴位按摩是中医学的重要组成部分，它是以中医学理论为指导，以经络腧穴学说为基础，以按摩为主要施治手法，用来防病治病的一种手段。穴位按摩具有刺激人体特定的穴位，激发人的经络之气以达到通经活络、调整人体功能、祛邪扶正的目的。那么老年人养生应该怎么做穴位按摩呢？穴位按摩时又应该尤其注意哪些穴位呢？

中老年人由于身体各器官功能的减弱和衰退，所以更容易被疾病侵害。下面给老年朋友介绍三个最常用的长寿穴位的按摩方法，以起到防病健身的目的。

1. 合谷穴

(1) 取穴：在手背第 1、2 掌骨间，当第 2 掌骨中点桡侧。

(2) 按摩作用：根据经络理论以及实践证明，只要按摩合谷穴，就可以使合谷穴所属的大肠经脉循行之处的组织和器官的疾病减轻或消除，有利于保

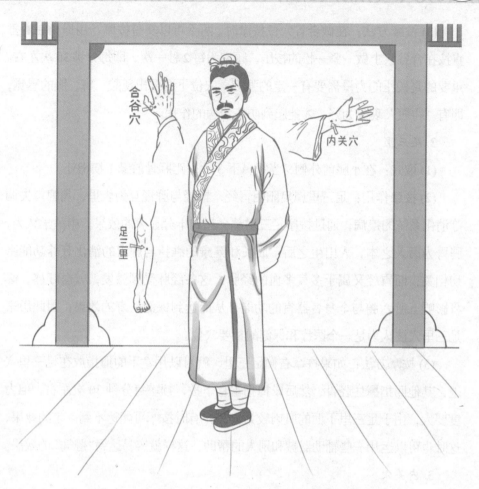

护身体健康。由于大肠经从手走头，凡是头面上的病，像头痛、发热、口干、流鼻血、脖子肿、咽喉病以及其他五官疾病都可以得到缓解和治疗。

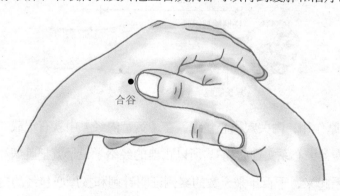

合谷

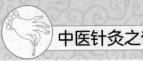

(3) 按摩方法：在做合谷穴位按摩时，两手可以交替按摩，用拇指屈曲垂直按在合谷穴上做一紧一松的按压，频率为每2秒一次，即每分钟30次左右。重要的是按压的力量需要有一定的强度，穴位下面要出现酸、麻、胀的感觉，即有"得气"现象为好，才能起到防病治病的作用。

2. 足三里

(1) 取穴：在小腿前外侧，当犊鼻下3寸，距胫骨前缘1横指处。

(2) 按摩作用：足三里属足阳明胃经，胃经与脾经互为表里，凡脾胃失调等消化系统的疾病，通过按摩足三里都会起到十分显著的效果。中医学认为，脾胃为后天之本，人出生之后，成长和健康的维持与脾胃的消化营养功能密切相关，而胃经又属于多气多血的经脉，这条经脉受到激发，气血旺盛，必将影响五脏六腑与全身各器官的功能，从而达到保健长寿的效果，因此历来足三里穴被认为是一个医疗和保健的重要穴位。

(3) 按摩方法：如果按摩右侧足三里，就可以用左手的拇指放在足三里穴上，其他四指握住胫骨，然后以拇指垂直下按，频率每分钟30次左右，但力度要大，由于足三里下面的肌肉较为丰富，有时按摩可能达不到一定的效果，这时也可以运用一些辅助器械和别人的帮助，这样就容易达到"得气"的效果。

3. 内关穴

(1) 取穴：位于腕横纹上2寸，在掌长肌腱和桡侧腕屈肌腱之间。

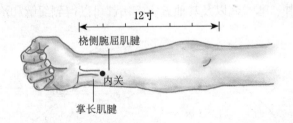

(2) 按摩作用：内关穴属心包经，在《黄帝内经》中就有记载"手心主之别，名曰内关，心系实则心痛"。所以古典的经络学说早就把脏病和心包经的内关穴联系起来，千百年来无数的案例证明针刺和按摩心包经的内关穴可以治疗和预防心脏病的发生。另外，由于心包经起于胸中，所以针刺和按摩内关穴对呼吸系统的疾病，如哮喘、肺气肿、肺源性心脏病等疑难病都有一定的疗效。

(3) 按摩方法：和合谷穴位按摩一样，我们建议，按压内关穴的方法是用大拇指垂直在内关穴上，指甲的方向要竖向，和两筋平行，指甲要短，以指尖有节奏地按压并配合一些揉的动作，要有一定的力度，使按摩内关穴产生一定的"得气"感觉，最好要使酸、麻、胀的感觉下传到中指，上传到肘部，这样才有较好的效果。

这三个穴位是强身穴位，中老年朋友可以长期进行穴位按摩锻炼，对于调节全身的气血通畅、防病治病起到很好的作用。同时要注意的是，在穴位按摩的过程中要注意好力道和方法，切不可过于用力或用力过小，那样对身体保健的作用不会太大。建议向有关专家或医生进行咨询，以找到科学健康的穴位按摩方法。

养生四穴

1. 足三里　历代医家把足三里作为治疗久病体虚、强身保健的第一要穴。民间有"艾灸足三里，胜吃老母鸡""身体若要安，三里常不干"等说法。

如果父母消化系统不好，刺激足三里能使胃肠吸收功能增强，按摩足三里穴可迅速缓解胃脘痛等胃腹部症状。长期艾灸足三里可提高自身免疫力、预防中风等作用，对体质虚弱者，尤其是肠胃功能差、抵抗力减弱患者宜用此法增强体质。

【取穴方法一】在小腿前外侧，当外侧膝眼下3寸（食、中、环、小指四指相并，以中指中节近端横纹为标准，四指横度为3寸），距胫骨前缘一横指（中指）。

【取穴方法二】从下往上触摸小腿的外侧，膝盖的膝盖骨下面，可摸到凸块（胫骨外侧髁）。由此再往外，斜下方一点之处，还有另一凸块（腓骨小头）。这两块凸骨以线连接，以此线为底边向下作一正三角形。而此正三角形的顶点，正是足三里穴。

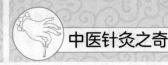

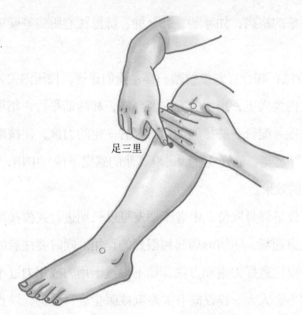

足三里

2. 养老穴 我们不仅希望父母长寿，还希望他们能够活得有质量，年老也能够耳聪目明。我们身体上就有这样一个穴位，叫作养老穴，经常按揉就能起到聪耳明目、养颜美容的效果。养老穴为手太阳小肠经的郄穴，刺激养老穴则能够调节小肠的腑气和疏通小肠经的经气，使水谷精微上升至头面五官，濡养眼、耳、鼻等五官，使耳聪目明。通过小肠经的输布，温养面部肌腠，润泽面部皮肤皮毛，起到养颜美容的作用。养老穴除了适于按揉外，也可以艾灸。

【取穴方法一】屈肘，掌心向胸，在尺骨小头的桡侧缘上，与尺骨小头近端平齐的骨缝中是养老穴。

【取穴方法二】掌心向下，用另一手指按在尺骨小头的最高点上；然后掌心转向胸部，当手指滑入的骨缝中是养老穴。

3. 关元穴 冬季，很多中老年人有身体怕冷的症状，这是阳气不足的典型表现。阳气不足，体内产生的热量不够，自然就会出现怕冷的状态。

艾灸关元穴可补肾固元防寒。艾灸属阳，艾灸燃烧时产生的热量，借助灸火的温和热力的作用，通过经络的传导，起到补肾固元防寒的作用。灸关元穴有良好的延年保健作用。此外，关元穴可调整肝脾肾三条阴经，有健脾

补虚、养肝疏泄、补肾益精的作用，并能通
调三焦，以调经通下焦为先，可主治泌尿、
消化、肝胆等方面的疾病，如脾肾虚寒引起
的泄泻，均可灸关元穴。关元穴只适于
艾灸。

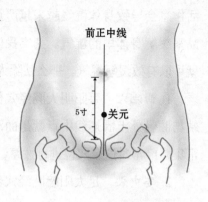

【取穴方法】脐至耻骨联合上缘为 5 寸，
关元在脐下 3 寸，即脐与耻骨联合连线的上
3/5 与下 2/5 交点处。

4. 人迎穴　冬季是心脑血管意外高发的季节，我们不妨教父母经常按揉、
艾灸人迎穴，可起到行气活血、防治高血压和中风的作用。中医学认为，人
有"四海"，即髓海、血海、气海和水谷之海，是人体气血精髓等精微物质汇
聚之所。"四海"都有其相应转输的部位和穴位。人迎穴是人体"气海"输注
的穴位，是调气、补气的主要穴位之一。

中医学认为，气对血有温煦、推动、统摄等作用，气虚则推动、温煦血
液的功能减弱，血液运行不畅而出现血瘀。因此，高血压、中风之类的血脉
病变的根源在于气，调气、补气为治疗根本。

临床上，气海之输——人迎穴是防治高血压和中风的主要穴位之一。基
于血流动力学研究证实，刺激人迎穴有抑制动脉硬化形成的作用，还能够调
节血管内皮细胞的内分泌功能，而起降压作用。临床研究还表明，艾灸人迎
穴对改善缺血性脑血管疾病的脑血流量有明显的改善作用，对防治中风有重
要的临床意义。

【取穴方法】取穴时采用正坐或仰靠的姿势，人迎穴位于颈部，前颈喉结
外侧大约 3 厘米，当胸锁乳突肌的前缘，颈总动脉搏动处。

祛湿五穴

生活中我们有时会出现肢体沉重无力，不想吃饭，懒得活动，便溏等情
况，中医学认为，这些现象可能与人体感受湿邪有关。不良的饮食习惯和生

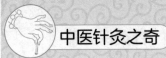

活作息会导致身体湿气越来越严重。有的时候我们会选择吃药、针灸或吃补品来缓解身体里的湿气。其实我们的身体有很多穴位，平日时不时按摩一下就可以有效缓解湿气。那么祛除人体湿气的穴位有哪些？

1. 曲池穴　手阳明大肠经穴位。我们在屈起肘部的时候，肘横纹的外侧端与肱骨外上髁连线中点就是曲池穴，我们身体大肠经的湿气就在这个地方汇集，经常对这个穴位进行按摩，可以起到祛除风湿的作用。

2. 委中穴　足太阳膀胱经穴位。膀胱经是我们身体排毒的必要通道，而我们说的委中穴就是这个通道的排污口，委中穴在我们腘窝的中心点上。膀胱经的筋脉不顺畅湿气自然不能排出去，所以我们要经常按摩一下委中穴，舒缓筋骨，排除湿气。

3. 承山穴　足太阳膀胱经穴位。如果湿气非常严重，可以按摩承山穴，这个穴位在小腿后面正中，腓肠肌两肌腹与肌腱交角处，当伸直小腿或足跟上提时腓肠肌肌腹下出现尖角凹陷处。经常按摩这个穴位，不但可以让我们精神振奋，并且可以有很好的祛湿作用。

4. 阴陵泉　足太阴脾经穴位。按摩阴陵泉穴也是可以祛湿的，中医学认为阴陵泉是排湿的大穴。这个穴位在我们的小腿胫骨内侧髁下缘与胫骨内侧髁之间，平时我们可以按这个穴位，让我们身体里面的湿气从小便排出去。

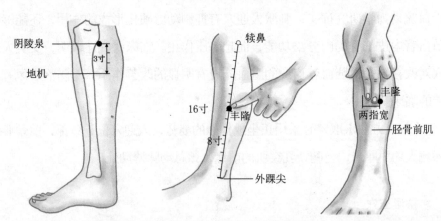

5. 丰隆穴　足阳明胃经穴位。我们也可以选择按摩丰隆穴，这个穴位在我们的小腿前外侧，外踝尖部上8寸的位置。它不仅可以减轻我们的胃痛，还可以排除我们的身体里面的湿气，所以平时可以多按摩一下这个穴位。

常见病针灸保健

便秘

便秘是指大便秘结不通，患者粪质干燥、坚硬，排便坚涩难下，常常数日一行，甚至非用泻药、栓剂或灌肠不能排便。长期便秘对人体危害较多：易加重心脑血管疾病；易形成腹疝；易发生痔疾；面部色素沉着，有损美容。

中医学认为，便秘主要为大肠传导功能失常，粪便在肠内停留时间过久，水液被吸收，以致便质干燥难解。本证的发生与脾胃及肾脏关系密切，可分为实证和虚证两类。临床表现为大便秘结不通，排便艰涩难解。西医学认为便秘是多种疾病的一个症状，主要是由神经系统病变、全身病变、肠道病变及不良排便习惯所引起，可分为结肠便秘和直肠便秘两种，前者系食物残渣在结肠中运行迟缓所引起，后者指食物在直肠滞留过久，又称排便困难。

1. 温和灸

(1) 取穴：天枢、大肠俞、上巨虚。

(2) 操作方法：患者取合适的体位。施术者立于患者身侧，将艾条的一端点燃，对准应灸的选穴部位，距离皮肤2～3厘米，使患者局部有温热感而无灼痛为度。每穴灸10～15分钟，每天灸1～2次。

2. 回旋灸

(1) 取穴：天枢、大肠俞、上巨虚。

(2) 操作方法：点燃艾条，悬于施灸穴位上方约3厘米高处。艾条在施灸部位左右往返移动，或反复旋转进行灸治，以皮肤有温热感而无灼痛为度。一般每穴灸10～15分钟，每天灸1～2次。

3. 隔姜灸

(1) 取穴：中脘、天枢、足三里。

(2) 操作方法：将鲜生姜切成厚约 0.3 厘米的生姜片，用针在姜片中心扎孔数个，置施灸穴位上，再将艾炷点燃放在姜片中心施灸。若患者有灼痛感可将姜片提起，使之离开皮肤片刻，旋即放下，再行灸治，反复进行，以局部皮肤潮红湿润为度。一般每穴每次施灸 5～7 壮（一个艾炷即 1 壮），每天灸 1～2 次。

4. 耳穴埋豆

(1) 取穴：大肠、腹、三焦、脾、直肠下段，肝、肾。

(2) 操作方法：每次选 3～5 穴，耳廓常规消毒后，用 0.5 厘米 × 0.5 厘米的小块胶布，中间粘 1 粒光滑饱满的王不留行子或莱菔子，对准耳部一侧穴位贴压，每天每穴早中晚各按压 2 次，每次按压 1 分钟，以耳部有酸沉麻木或轻微疼痛为度。可留置 2 日后换另一侧耳部再行更换按压。

颈椎病

颈椎病是指颈椎间盘退行性变及颈椎骨质增生，刺激或压迫了邻近的脊髓、神经根、血管及交感神经，并由此产生颈、肩、上肢一系列表现的疾病，称其为颈椎骨性关节病，简称颈椎病。

中医学认为，颈椎病主要与督脉和手、足太阳经密切相关，多由感受外邪、跌仆损伤、动作失度，项部经络气血运行不畅，经络受阻；或肝肾不足，筋骨失养所致。西医将颈椎病分为五型，即颈型、神经根型、脊髓型、椎动脉型和交感型。

艾灸疗法

(1) 取穴：大椎、风池、养老、后溪。

(2) 操作方法：艾条灸。每穴每次灸 10 分钟，每日 1 次，大椎穴每次均取，其他穴位可左右交替进行。

落枕

落枕是指急性单纯性颈项强痛，活动受限的一种病症，系颈部伤筋。临床表现颈项强痛，活动受限，头向患侧倾斜，项背牵拉痛，甚则向同侧肩部和上臂放射，颈项部压痛明显。轻者4～5日自愈，重者可延至数周不愈；如果频繁发作，常常是由颈椎病引起。

中医学认为，落枕病因包括风寒外袭，脉络受损，经气不调；或局部受损，气滞血瘀，经络痹阻。颈项侧部主要由手三阳和足少阳经所主，因此，手三阳和足少阳筋络受损，气血阻滞，为本病的主要病机。西医学认为本病是各种原因导致颈部肌肉痉挛所致。

1. 刺血疗法 落枕时，选取颈部压痛最明显处，用一次性注射器针头局部点刺或皮肤针局部叩刺数下，然后用火罐拔于针孔之上，拔出少量瘀血，10分钟左右去罐，一般一次即可明显缓解症状。

2. 温针灸

(1) 取穴：落枕穴（手背第2、3掌骨间，指掌关节后0.5寸处）。

(2) 操作方法：患侧穴位局部常规消毒后，先用1.5寸一次性针灸针直刺0.5～0.8寸，边提插捻转行针，边嘱患者轻轻活动颈部，1～2分钟后留针，针尾部加用艾灸，一般艾灸5～10壮。

3. 艾灸疗法

(1) 取穴：阿是穴（疼痛明显处）、大椎、肩井、落枕穴。

(2) 操作方法

①艾条温和灸：在上述穴位各灸10～15分钟，每日灸1～2次，中病即止。

②艾炷隔姜灸：在上述穴位各灸3～5壮，每日灸1～2次，中病即止。

③温灸盒灸：在阿是穴、大椎穴各灸20～30分钟，每日灸1～2次，中病即止。

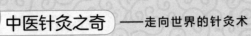

4. 水针（穴位注射）保健

(1) 取穴：阿是穴（疼痛明显处）。

(2) 操作方法：选取固定而又明确的压痛点，用一次性注射器抽取 0.2% 利多卡因 2 毫升加曲安奈德注射液或泼尼松龙注射液 2 毫升，局部注射，针下得气后回抽，无血液方可注射，否则调整针尖方向，直至回抽无血液。

胃痛

胃痛又称胃脘痛，是以上腹胃脘反复性发作性疼痛为主的症状，由于疼痛位于近心窝部，古人又称"心痛""胃心痛""心腹痛""心下痛"等，多见于西医学的急慢性胃炎、消化性溃疡、胃肠神经官能症、胃黏膜脱垂等病，是各种原因导致胃黏膜刺激、受损或胃平滑肌痉挛所出现的症状。

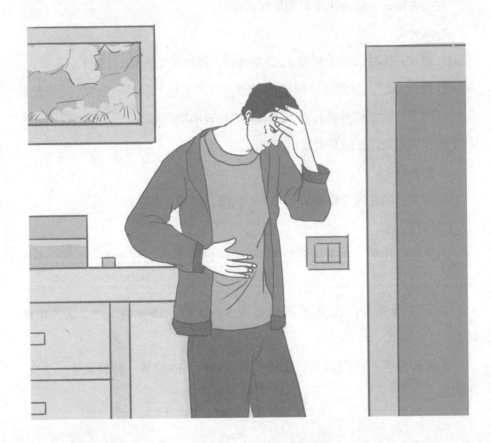

中医学认为，胃痛发生的常见原因有：①饮食不节，过食肥甘或生冷之品，或肝郁犯胃，以致脾胃损伤，不通则痛。临床表现为：上腹胃脘部暴痛，痛势较剧，痛处拒按，饥时痛减，纳后痛增。②劳倦过度，脾胃虚弱，不荣则痛。临床表现为：上腹胃脘部疼痛隐隐，痛处喜按，空腹痛甚，纳后痛减。

艾条温和灸

(1) 作用：温胃散寒，疏肝理气，调中降逆，调补脾气，健中和肠。

(2) 取穴：中脘穴、内关（双侧）、足三里（双侧）。

(3) 操作方法：取舒适体位选准穴位后，点燃艾条，一手拇、食、中指如持笔写字状，将艾条点燃端对准穴位处（点燃端的艾头与穴位处皮肤的距离约 1 寸），艾条与穴位局部皮肤成 45°，以自觉穴位局部皮肤温热、泛红但不烫为度。按先左后右施灸，左内关→左足三里→中脘→右内关→右足三里→左内关的顺序，每日 1 次，每次 15～20 分钟，15 次为 1 个疗程。

泄泻

泄泻亦称"腹泻"，是指排便次数增多，粪便稀薄，或泻出如水样。古人将大便溏薄者称为"泄"，大便如水注者称为"泻"。本病一年四季均可发生，但以夏秋两季多见。一般将腹泻分为急性腹泻与慢性腹泻两类，前者是指腹泻呈急性发病，历时短暂，而后者常指腹泻超过 2 个月者。

中医学认为，泄泻病变脏腑主要在脾、胃和大小肠。其致病原因，有感受外邪、饮食不节、情志所伤及脏腑虚弱等，脾虚、湿盛是导致本病发生的重要因素，两者互相影响，互为因果。泄泻多见于西医学的急慢性肠炎、胃肠功能紊乱、过敏性肠炎、溃疡性结肠炎、肠结核等。

艾灸保健

(1) 取穴：神阙（肚脐）、天枢、足三里。

(2) 操作方法

①隔盐灸：取仰卧位，暴露脐部，取纯净干燥的细白盐适量，放锅中炒至温热，纳入脐中，使与脐平，然后上置艾炷点燃，一次灸 4～5 壮（一个

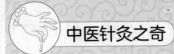

艾炷即 1 壮）。

②艾条温和灸：点燃艾条，灸天枢和足三里，以自觉穴位局部皮肤温热、泛红但不烫为度，每穴大约灸 10 分钟。

(3)疗程：急性腹泻每日艾灸 2 次，慢性腹泻每日 1 次，一般 10 次 1 个疗程，直至腹泻停止。

咳嗽

作为呼吸系统疾病最常见的临床症状，咳嗽是秋冬季的高发疾病。咳与嗽是两个不同的症状，有声无痰为咳，有痰无声为嗽。临床中多痰声并见，难以截然分开，所以合称为咳嗽。中医学认为"五脏六腑皆令人咳"。

同为咳嗽，病因还是有所区别的，临床可分为外感、内伤两类。外感可因风寒、风热之邪，从口、鼻、皮毛而入。肺卫受邪，肺气壅塞不宣，清肃功能失常，影响肺气出入，而致咳嗽。内伤咳嗽，多因肺、脾、肝、肾等脏腑功能失调而致，所以有"五脏六腑皆令人咳"的说法。

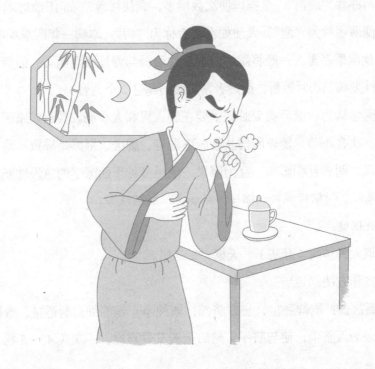

对于新发的咳嗽，常为外感，而久咳之症，则多为内伤咳嗽。治疗上可选用以下方法。

1. 穴位贴敷

(1) 取穴：肺俞、定喘、风门、膻中、丰隆。

(2) 操作方法：用白附子 16%、洋金花 48%、川椒 33%、樟脑 3% 制成粉剂。将药粉少许置穴位上，用胶布贴敷，每 3～4 日更换 1 次，最好在三伏天应用。亦可用白芥子、甘遂、细辛、丁香、苍术、川芎等量研成细粉，加入基质，调成糊状，制成直径 1 厘米圆饼，贴在穴位上，用胶布固定，每 3 天更换 1 次，5 次为 1 个疗程。

2. 穴位注射

(1) 取穴：定喘、大杼、风门、肺俞。

(2) 操作方法：用维生素 B_1 100 毫克注射液，或胎盘注射液，每次以 1～2 穴，每穴注入药液 0.5 毫升，选穴由上而下依次轮换。隔日 1 次。本法用于慢性咳嗽。

3. 穴位按摩

(1) 取穴：咳嗽痰黄说明是肺热之证，选用鱼际、少商；干咳或咽痒，往往是肺阴不足，选用列缺、照海；咳嗽痰白为风寒，选用大椎。

(2) 操作方法：鱼际、列缺、照海均可用指尖用力点按，少商用指甲掐按，疼痛感较其他穴位为甚，大椎可用手掌搓热，至皮肤发红为度。每日两次，每次每穴按摩数分钟。

痛经

痛经是指妇女在月经期前后或月经期中发生小腹及腰部疼痛，甚至难以忍受，对于许多女性来说是每个月都必须经历的，严重影响工作及日常生活。一些女性那段时间包里甚至常备止痛药来缓解，但这是治标不治本。

痛经多由情志不调，肝气郁结，血行受阻；或经期受寒饮冷，坐卧湿地，冒雨涉水，寒湿之邪客于胞宫，气血运行不畅所致；或由脾胃素虚，或大病久病，气血虚弱；或禀赋素虚，肝肾不足，精血亏虚，加之行经之后精血更虚，胞脉失养而引起。

针灸对于痛经有较好的疗效，除了普通针刺治疗以外，可以选择以下治疗方法。

1. 按摩法 经前按摩穴位，可有效缓解痛经，而且还有预防痛经的效果。这里介绍四个常用的穴位。

(1) 取穴：子宫穴、三阴交穴、血海穴、太冲穴。

(2) 操作方法：用双手食指、中指按压住两旁子宫穴，稍加压力，缓缓点揉，以酸胀为度，操作 5 分钟，以腹腔内有热感为最佳。余穴以左手拇指指腹揉捻，有酸胀感为宜，1 分钟后再换右手拇指指腹揉捻 1 分钟。

自我按摩缓解痛经法，一般多在经前 5 ～ 7 天开始，月经来潮后停止，待下次月经来潮前再施手法治疗。按摩的目的是引血下行，因此治疗须在经前当下腹部、腰骶部出现疼痛时操作。如手法得当，可使经期提前 1 ～ 2 天，随着经血排出，疼痛也会随之消失或减轻。

2. 回旋灸

(1) 取穴：三阴交、子宫穴、血海。

(2) 操作方法：点燃艾条，悬于施灸穴位上方约 3 厘米高处。艾条在施灸部位左右往返移动，或反复旋转进行灸治，以皮肤有温热感而无灼痛为度。一般每穴灸 10 ～ 15 分钟，每天灸 1 ～ 2 次。

3. 耳穴埋豆法

(1) 取穴：内生殖器、交感、皮质下、内分泌、神门、肝、肾、腹。

(2) 操作方法：每次选 2 ～ 4 穴，在所选的穴位处寻找敏感点，用王不留行子埋豆，每周两次，可左右耳交替。

头痛

头痛，是神经内科门诊常见的疾病之一，可以长期困扰部分人群，紧张焦虑，暴怒抑郁，饱食积滞等诸多因素都可能引发头痛。此病可见于多种急慢性疾病，如脑及眼、口鼻等头面部病变和许多全身性疾病，都可以出现头痛。

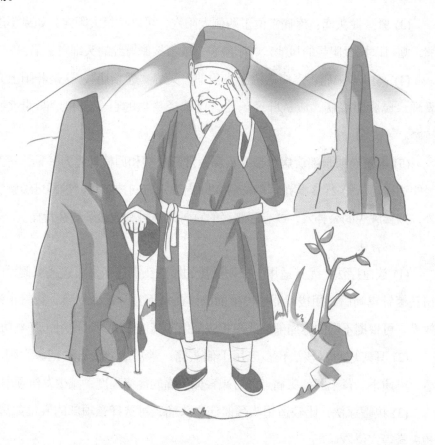

不同部位的头痛可以由不同疾病导致，治疗取穴也有所区别，下面介绍几种常见的头痛的自我保健疗法。

(1) 偏头痛：来无影去无踪的偏头痛，多与三焦经有关。三焦经肘部的清冷渊、天井穴，以及手腕部的外关穴，都是偏头痛的特效穴，可以配合太冲、行间等穴按揉。三焦经是人体的"出气筒"，在三焦经按摩或者刮痧，可有效调整内分泌失调，对调节长期情志病极为有效，对各种头面部疾病，以及更年期综合征都有特效。

(2) 枕神经痛：疼痛常位于一侧耳上部，可选择胆经的风池穴、阳陵泉穴和率谷穴进行按摩。若疼痛位于后枕部，则可按揉小肠经的后溪穴。另外，膀胱经的京骨穴也可。若同时头颈僵痛：可试用肺经的列缺穴，正所谓"头项寻列缺"。

(3) 紧张性头痛：疼痛常位于两侧太阳穴，可以按揉太阳穴，如果不能缓解，则可以按揉胆经的风池穴、阳陵泉。或者按摩胃经的头维穴、陷谷穴。

(4) 高血压头痛：疼痛常位于头顶部，又称"巅顶痛"，这是肝阳上亢的表现，属厥阴经病，应从肝经论治，可选择头顶的百会穴和足部的太冲穴按摩。

(5) 鼻窦炎或眼部疾病引起的头痛：常以前额和眉棱骨痛为多见，多为胃经的病症，从第 2、3 脚趾间的陷谷穴向内庭穴方向按摩几分钟即可缓解。此外，按揉脾经的公孙穴，或者膀胱经的京骨穴也可有效缓解眉棱骨痛。

其他疗法

(1) 放血疗法：尤其适用于长期反复的慢性头痛患者，可选择双侧太阳穴用三棱针点刺后，用拔罐器拔出里面的瘀血从而达到活血祛瘀，行气止痛的效果。可根据不同的疼痛部位选择相应经络的其他穴位同时使用，事半功倍。

(2) 耳穴埋豆：该法较多应用于偏头痛，常用的穴位有神门、太阳、交感、皮质下、肾上腺、头痛点，可减轻偏头痛的疼痛程度，减少发作频率。

(3) 拔罐疗法：比较适用头颈僵痛之头痛，可选择颈项部的穴位如风池、颈夹脊等穴位。

针灸与美容

中医针灸疗法是针法和灸法的合成，其是中国古代常用的治疗各种疾病的手法之一。针灸具有很多的疗效，比如疏通经络、扶正祛邪等，这可能大家都知道，但是针灸除了上述疗效外还有个比较特殊的作用，那就是美容。

针灸美容是从中国传统医学的整体观念出发，运用针刺、艾灸的方法，补益脏腑，消肿散结，调理气血，从而减轻或消除影响容貌的某些生理或病理性疾病，进而达到强身健体、延缓衰老、美容益颜的一种方法。针灸美容具有操作简便，安全可靠又无任何不良反应等一系列特点，因而普遍受到人们的欢迎。

针灸美容包括针法和灸法两种。其中针法采用针具刺入穴位及患病处皮肤，再施以适当手法，使患者产生酸麻胀痛及冷热等感觉，达到美容及健身祛病的目的。灸法则是运用艾炷等药物放在相应的穴位及部位上用火点燃，通过药物的渗透及局部热效应，使肌体产生各种生理反应，达到美容抗衰老以及治病的目的。

针灸如何美容？针灸有祛皱、减肥、祛黄褐斑、祛痤疮、祛色素痣、祛眼袋等美容功效。中医针灸美容是一种比较有效的美容方法，针灸美容的手段很多，针刺、埋线、走罐、贴耳穴等都属于针灸的范畴。针对患者不同的目的，可以采取不同的针灸方法。比如治疗黄褐斑、雀斑、色素痣时，可以通过针刺治疗；而祛皱和瘦脸时，采用较多的是埋线和走罐的方法，面部嫩肤也可以采用走罐的方法。在治疗不同的病症时，多种手法配合使用会有更好的效果。

针灸美容的三大好处。

(1) 健形养神：神，又称神气，是人体生命活动的特征。一个人的精神容貌则是人体精、气、神的充分体现，而气血是神志活动的物质基础，神赖气血奉养而精明。根据中医学"形神合一"及"形与神俱"的理论，针灸临床历来注重"形与神"而强调以"神"为主。

针灸就其保健延年、美容美形方面可谓形神兼备，以神养形，以神治形，充分调动人体自身的积极因素，调理脏腑，运行气血，使肌肤得濡润，毛发获滋养。若出现面色萎黄或苍白，面容憔悴，皮肤苍老晦暗、弹性减弱，皱纹渐增，腹部脂肪堆积等，可以通过针灸调节使其精充气足，容光焕发。

(2) 通经消斑：黄褐斑临床上很常见，是指对称性发生于面部的淡褐色或深褐色色素斑，好发于鼻部、额部、颧部、口周和面颊等处，多无自觉症状。

根据临床观察认为，黄褐斑往往与一些妇科疾病相关，如月经不调、痛经、子宫内膜异位症、子宫肌瘤等。妇女以血为本，其生理特点则以经血为重点，首重调经。脏腑和调，精气、津血上荣，黄褐斑自然消退。针灸既可以改善局部盆腔的血供，又能通调面部血供，既调整了内在脏腑功能，又可有效地缓解临床症状。

(3) 祛痤疮：痤疮，又称"粉刺"，是一种临床常见的毛囊皮脂腺慢性炎症，好发于颜面、胸、背等皮脂腺发达的部位，若不及时治疗或防治不当，可遗留终身难愈的瘢痕而影响容貌。西医学认为痤疮主要与雄激素、毛囊和皮脂腺内微生物有关。

根据中医学辨证分析，可将痤疮分为肺胃湿热型和血瘀痰凝型，通过针灸既可以清肺胃之热，又可以化痰浊之瘀，促进毛细血管血流，加强表皮细胞的新陈代谢，并能抑制面部皮脂腺分泌，疏通皮脂腺排泄孔道，防止脂栓形成，消除痤疮。

其他如祛眼袋、祛色素痣、祛皱等，也须根据不同的病情特点和患者个体的差异性，采取不同的针灸治疗方法。

在选择针灸美容时，一些细节也要引起我们的重视。首先，针灸时的体位对于疗效的发挥非常重要，患者应尽量选择卧位，因为卧位比较舒适耐久，可以减少晕针的现象。同时，患者在针灸时应保持舒缓的心态。针灸时，还要注意针灸器具是否经过严格消毒，条件允许的话，最好采用一次性器具。

此外，针灸美容并非人人适用，个别有其他疾病的患者盲目进行针灸可能会影响身体健康。首先，过敏体质的人比如针刺后过于敏感或对乙醇过敏的人，一般不适合针灸美容。其次，有皮肤病或溃疡的患者也不适合针灸美容。再次，孕妇禁用针灸。最后，高血压、心脏病患者，出血性疾病（如血友病、血小板减少症）患者以及自发性出血的人最好不要进行针灸美容，以免造成生命危险。

中医学认为，外部容貌只是人体这个有机整体的一部分，它的荣衰与脏腑、经络、气血有密切联系。只有脏腑功能正常，气血旺盛，才能青春常驻。因此，美容应当从补益脏腑、调理经络气血着手，这才是真正的、根本的美容方法。而针灸美容就是从这种整体观念出发，滋补脏腑气血，保健身体，使健康与美容相辅相成。

实践证明，针灸美容对于治疗黄褐斑、痤疮、扁平疣、老年斑、脱发等都有显著的效果。针灸美容没有绝对，同任何疗法适当配合都能提高疗效。而且针灸美容较之于仅注重局部皮肤营养而达到美化容颜的西方美容方法，效果更加稳定、持久，这也是针灸美容越来越引起人们重视和关注的一个重要原因。可以断言，针灸美容将迎来突飞猛进的发展。

减肥那点事

爱美之心，人皆有之。随着人们生活水平的提高和科技的发展，人人都吃的多了，吃的好了，但动的少了，脂肪堆积了，结果就胖了！于是乎，减肥成了一种时尚，不管男女，不管胖瘦，减肥成为人人追求的一个美梦。除了吃减肥药物，针灸减肥越来越受到爱美者的青睐。然而，并非每个人的美梦都能成真，为什么呢？关于针灸减肥的那点事，你又知道多少呢？

为什么针灸能减肥

西医学认为单纯性肥胖多伴有内分泌紊乱，各种激素，尤其是胰岛素、性激素、肾上腺皮质激素、瘦素等异常，可通过针灸来调理内分泌，使之趋于正常。另一方面，中医从脏腑辨证分析肥胖主要与肝、脾、肾三脏的功能有关，通过针灸可以达到调理脏腑，使肝、脾、肾脏之功能恢复正常。

(1) 针灸能够抑制肥胖患者亢进的食欲，减少进食量，并有抑制胃酸分泌的作用，从而减轻饥饿感，同时抑制患者亢进的胃肠消化吸收功能，减少机体对能量的吸收，从而减少能量的摄入。

(2) 针灸可以促进能量的代谢，增加能量消耗，促进体脂的动员及脂肪分解，最终实现其减肥效果。

(3) 调整机体内分泌。

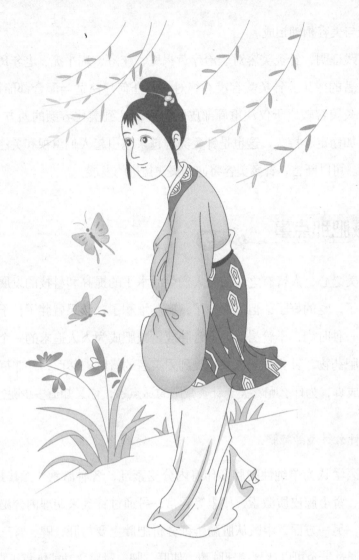

针灸减肥的疗效

(1) 针灸减肥是通过传统的中医针灸方法，针灸身体相关穴位，达到调整机体内分泌的作用，而最终实现减肥的目的。针灸减肥的优势有很多，它无痛感，疗效显著又无须饱尝其他减肥方式可能带来的痛苦。

(2) 在针灸减肥治疗过程中，可能会出现厌食、口渴、大小便次数增多，这些均属于正常现象。因为通过针灸治疗，机体的内在功能不断调整，促使新陈代谢加快，能量不断消耗，而出现一些临床症状。等到机体重新建立平衡，这些症状就会消失。

(3) 针灸减肥有其疗效，但是，千万别把针灸减肥神奇化，也不要幻想几针扎下去就能立竿见影，在短期内拥有窈窕身材。针灸减肥必须配合饮食控制和适量运动，单纯依靠针灸治疗并不能达到预想效果。

不宜针灸减肥人群

(1) 20 岁以前，人体生长发育尚未完全稳定，所以 20 岁以前采用针灸减肥，治疗效果不一定理想。且 20 岁以前就肥胖的人，大多是自幼过食或遗传因素使体内脂肪细胞增多而造成的，这种肥胖属于体质性肥胖，减肥效果一般稍差。有时虽然减肥有效，但由于年轻人肌肉骨骼还在进一步成长完善，因此体重不一定明显下降。

(2) 针灸减肥的机制在于调整代谢功能。50 岁以上的人，由于体内各方面功能已由稳定趋向衰弱，代谢能力也日益低下，加之减肥治疗时需配合以各种活动锻炼，对于 50 岁以上的人难以做到，所以这部分人的减肥效果也较差。而且，50 岁以上的人皮肤弹性逐步降低，即使有所减肥也容易使皮肤产生皱纹有损于外观健与美。所以中老年人的单纯性肥胖，只要不是严重影响健康，还是慢慢通过适当的节食和锻炼，让身体自然减瘦下来为好。

(3) 20—50 岁之间的中青年，由于生理变化要经过一个较长的好动到不好动的过程，每天能量消耗也由多变少，极易产生肥胖。但在这个阶段，人体各方面的功能较健全，故通过针灸治疗较易调整内在功能而减肥，因此是针灸减肥治疗的重点人群。

针灸减肥的注意事项

(1) 进行针灸减肥也要注意控制饮食，在针灸过程中暴饮暴食，也达不到减肥的目的。但控制饮食绝不等于"饥饿疗法"，不主张过分节食。

(2) 针灸减肥也是一个渐进的过程。如果指望几针扎下去就能够变得身材窈窕，那也是不现实的。在针灸的同时，养成良好的生活饮食习惯，才能有效地防止反弹。否则一旦停针，便可能会马上反弹。

(3) 如果在针灸中，患者出现眩晕、疼痛、恶心等症状时，属于针灸的不良反应，应立即中断治疗，防止发生危险。

(4) 增加脂肪的消耗是减肥治疗必要的条件。但不主张做剧烈运动，提倡耐力和持久的锻炼。对腹部肥胖的患者，在睡前作 20 分钟左右的腹式呼吸及按腹活动，对减少腹部脂肪及通便很有好处。

(5) 中医针灸是中国传统医学宝库中的一个瑰宝，是一门高深的科学。因此建议患者到正规的减肥门诊接受既无不良反应，又能进行整体调节和治疗的针灸方案，才能够达到减肥的目的。当然，正规医疗单位的医生是不会随意对患者许诺"一定能减多少斤"的，因为个体差异较大，每个人的治疗效果不尽相同，不能绝对量化而论。

(6) 中医强调整体观念，针灸减肥法其实是在帮助你改掉一些不良的饮食习惯，治疗一些导致肥胖的身体疾病。比如说，对于产后女性及更年期肥胖者来说，针灸减肥主要是帮助治疗内分泌失调，对年轻女性来说，主要是帮助控制食欲。减肥治疗必须集治疗、运动、饮食于一体，方能奏效，如果只想依赖于针灸，希望几针下去，不费吹灰之力就减肥成功，那也是十分困难的。

埋线减肥

埋线减肥，全称"穴位埋线减肥"，是在针灸减肥的基础上改良和发展起来的。它是用埋线器具将蛋白质磁化线植入相应的穴位，通过线体对穴位产生持续有效的刺激作用，从而达到减肥的效果。目前，埋线减肥已经发展到创伤更小的微创埋线减肥阶段，和传统穴位埋线减肥不同的是，微创埋线减肥采用高分子的生物医学材料聚乳酸羟基乙酸（PGLA），产生的穴位刺激更加温和，避免了传统羊肠线（蛋白线）所带来的过敏和感染等不良反应。在操作方面，微创埋线减肥采用非常细的一次性专用埋线针，无须麻醉、手术和切口，减肥者几乎没有任何痛苦。

　　埋线减肥的原理，是根据减肥者的个体差异、不同症状、不同的肥胖原因进行辨证选穴，然后在穴位上埋线，抑制肥胖者亢进的食欲和亢进的胃肠消化吸收，从而减少能量的摄入；同时，刺激肥胖者迟钝的自主神经（交感神经），使其功能活跃，增加能量消耗，促进体内脂肪分解，并有效调整失调的脏腑、经络及气血功能，从而达到减肥的目的。

　　埋线后，线体将会在人体内软化、分解、液化和吸收，对穴位产生的生理、物理及生化刺激可长达 15 ～ 30 天或更久，使人体局部微循环在这种良性刺激下不断得以调整和修复。穴位埋线弥补了针灸留针时间短及就诊次数多等缺点，其刺激感应的维持时间也是任何针灸所不能比拟的，对保持身材、减肥具有明显的功效，且能改善体质，不易反弹。

　　埋线减肥最好是成年后的肥胖者，此类患者比较容易调整机体的各种代谢功能，顺利促进脂肪分解，达到减肥降脂的效果。少年、孕妇不宜采用。老年人，尤其是年老体弱者应慎用。

　　埋线减肥后，为防止感染，埋过线的穴位不能沾水，第一天不能洗澡，第二天才可以洗，洗澡后可去掉覆盖胶布。为了达到更好的减肥效果，在埋线减肥期间，最好做到自觉限制饮食，不能摄入高热量、高脂肪食品；多喝绿茶；多参加体育锻炼和体力劳动等。

　　埋线减肥和针灸减肥是不同的。

　　(1) 埋线减肥是用埋线器具将蛋白质磁化线埋植于相应的穴位内，起到长期刺激穴位的目的，较传统针灸减肥时间更持久，效果也更好。

　　(2) 传统针灸需要每天或隔天做针灸，患者因为时间原因难以坚持，埋线减肥埋一次线穴位刺激时间可长达半个月左右，既节省时间又可提高疗效。

　　(3) 穴位埋线减肥最大的优点是无任何不良反应，保证减肥过程中人体健康和精力旺盛，且反弹率极低。

　　(4) 埋线减肥使用的"蛋白线"不是普通的羊肠线，而是用中药炮制而成的医用"蛋白线"，能够直接嵌入皮下，表面上没有破损口，不痛不痒，深度触摸可以感到有硬硬的压迫感。

总之，埋线减肥法的优点就是省时、省力、方便，兼顾治疗并发疾病。

另外，埋线减肥期间，身体可能会出现头晕、拉肚子等症状，这是体内在排出毒素，或减肥者身心紧张、节食过度、受凉、过敏等原因造成，一般无须处理。若症状明显，应立即咨询医生或到医院就诊。埋线减肥 1 次，可持续 15 天。通常以 4 次为 1 个疗程。一般 1 次就能见到减肥效果，腰围、臀围、腿围等也会明显减小。

"穴位埋线"的确是一种较为有效的中医减肥疗法，但其效果因体质差异而不同。而且此法对操作者的技术要求比较高，需要经过专门培训，还要有行医资格。其次，这种方法属于创伤性的治疗，根据国家相关规定，一般不宜在非医疗机构施行。非医疗机构如果要开展此项目，必须要有专项许可，具有《医疗机构执业许可证》，且要配备无菌手术室。"埋线减肥"法属医学美容，一般美容院根本不能实施，请减肥者注意选择正规的医院治疗。

这里还需要提醒的是，减肥不等于减体重。穴位埋线法减掉的是人体的脂肪而不是水分，并能保证减肥过程中人体的健康和精力的旺盛，且反弹率极低，这是穴位埋线减肥的最大优点。而有的美容院实行的"饥饿疗法"也许减轻了减肥者的体重，但减肥者的身体往往也因此"垮"了，希望减肥者引以为戒，不要重蹈覆辙。

针灸与急救

针灸不仅可以用于治疗 300 多种常见病、多发病，而且具有可靠的急救作用。

晕厥

本症是由于一过性脑缺血、缺氧引起的短暂意识丧失。多为患者平素体质虚弱，加之血管运动失调或神经、精神因素不稳定而诱发。

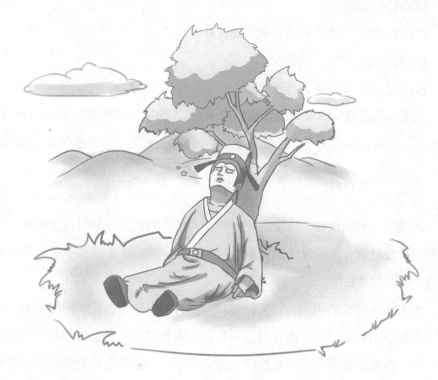

【取穴及治法】

(1) 发作时取穴：合谷、人中、百会、少商。

手法：先使患者取头低足高位，同时注意保暖，维持呼吸道畅通。先针合谷、人中二穴，捻转加提插，强刺激，不留针。随后再针刺百会、少商，轻度捻转，得气后留针，间歇运针，直至完全清醒。

(2) 发作后取穴：百会、内关、神关、足三里。

手法：上穴均用毫针捻转补法施治，针时嘱患者放松身心，意守丹田，自然呼吸。针入穴后，则结合呼吸补泻，吸气时意守丹田，呼气时意守针下，如此 7 呼。每天 1 次，共治 5 次为 1 个疗程。

虚脱

多因体质素虚，加之过度疲劳、大量出汗、剧烈腹泻等原因而引起，临床上以面色苍白、汗出肢凉、脉微细为主症。

【取穴及治法】

(1) 足三里、内关穴：毫针刺用捻转补法。

(2) 神阙穴：用艾条隔盐灸。

(3) 关元穴：用艾条直接雀啄灸。

患者头低足高位，艾灸结合指针按压法，针刺留针并间歇运针布气催气，以肢温、汗收、脉起为度。针灸治疗至吞咽功能完好时，及时给患者以热饮。

癫痫

本病是一种间歇性、阵发性发作的神志失常的疾病。分原发性和继发性两种，继发性者，多继发于脑脓肿、脑肿瘤等疾病，临床尚属少见。针灸治疗适用于原发性癫痫。

根据临床症状的不同，原发性癫痫一般有小发作与大发作两种类型。小发作的症状常类似晕厥，发作时间短暂；大发作时，一般患者均是先突然尖叫一声，继而跌仆昏倒，口吐白沫，牙关紧闭，口唇及全身青紫，有的发作后即呈昏睡状态。治疗本病以解痉醒脑为急务。

【取穴及治法】

(1) 取穴：合谷、下关、百会、太冲、涌泉、腰奇穴。

(2) 治法：先以筷子等物裹以布类塞入患者上、下牙齿之间，以免咬肌痉挛咬伤舌头，随即针刺合谷（双）、下关穴强捻转刺激。医者意守针下，辨别气感，根据针下之感，虚则补之，实则泻之，持续捻针，促其清醒。清醒后再针百会、太冲、涌泉、腰奇四穴，医者集中精力，意守针穴，嘱患者意守针下，随着运针而变换意守之穴，得气后酌情留针，如此每周针治 1 ～ 2 次，直至患者面色红润，身体一般情况好转后可暂停针。嘱患者避免饥饿疲劳和不良精神刺激，以控制癫痫发作。

休克

本病以急性循环衰竭为主要病理改变，临床上可见血压下降、面色苍白、皮肤湿冷、四肢厥逆等症状。常见于重度感染、中毒、严重创伤、大量出血、重度脱水、过敏等严重情况下。本病为一种危症，很多危重疾病末期都常常出现休克。

抢救休克宜采取综合措施。针灸可改善症状，故宜积极运用，以配合治疗。一部分休克单用针灸救治也可收到良效。

【取穴及治法】

(1) 取穴：取人中、涌泉、足三里、肾上腺（耳穴）、皮质下（耳穴）。

(2) 治法：先用毫针强刺激人中、涌泉二穴，留针30～60分钟，并间歇运针。后再加针足三里穴，平补平泻，分层寻气，每至得气，慎守勿失，留针30分钟并间歇运针。可酌加直接灸法，此时可同时在耳穴肾上腺、皮质下穴位埋针。针灸的同时积极进行其他急救措施。运用针灸急救休克，不仅可以配合其他方法提高救治效果，而且可以在血压回升、病情好转后，维持血压，改善循环，巩固急救成果，防治病情反弹，直至取得抢救的最后成功。

昏迷

可由各种原因导致大脑功能严重紊乱引起。临床上以意识丧失、神志不清、呼之不应为主要特征。重度昏迷除仅维持呼吸及血液循环外，感觉、意识及各种反射均消失。较轻度的昏迷，吞咽、咳嗽、角膜及瞳孔反射等仍可存在。昏迷常发生于各种疾病的重危阶段（如脑血管意外、严重中毒等），所以，临床急救昏迷时必须积极地治疗原发病。针灸可醒脑开窍，减轻昏迷程度，调节全身功能，故可作为一项常规抢救措施。

【取穴及治法】

(1) 取穴：取素髎、合谷、水沟、十宣、丰隆、手足十二井穴。

(2) 治法：先用毫针刺素髎、合谷穴，行强刺激捻转提插泻法，留针30分钟。水沟用雀啄法，以患者有反应为佳。痰多加丰隆穴泻之，留针30分钟。必要时可酌情延长留针时间，并间歇运针。留针期间，用三棱针点刺十宣穴和手足十二井穴出血。

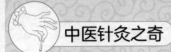
(3) 探测预后：可用毫针刺中冲穴 1～2 毫米深，医者意导针下，持续捻转，勿使针尖游离得气之穴位组织，捻针片刻，如患者知痛呼叫或肢体抽动，则预后良好，反之预后欠佳。

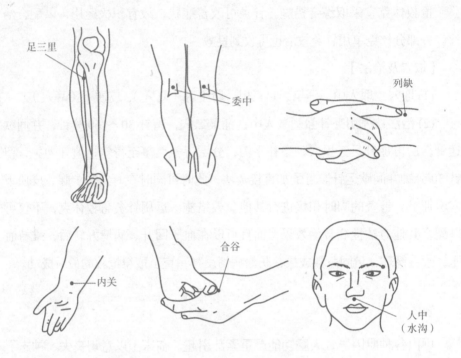

针灸答疑篇

导 言

人之发肤，受之父母。清朝道光帝就在其继位的第二年（1822年）下了一道禁止太医院针灸科、永远停止针灸治法的诏令。时至今日仍有很多人面对针灸存在害怕的心理。针灸痛吗？会传染疾病吗？晕针怎么办？针断在体内怎么办？孕妇能针灸吗？人体真的有死穴吗？有关这些疑问，本篇将一一做出回答。针灸在腧穴部位进行适量的刺激，可疏通经络、调和气血，调整和维系人体的阴阳平衡，并不需要改变人的自然生存状态，即可达到治病保健的目的。

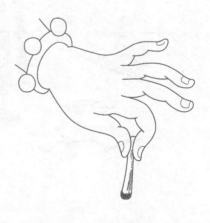

带你走出中医误区

误区1：中医见效慢，西医见效快

这种说法很笼统。一般来说，西医在抢救重大的危急重症方面确有优势，但是，对于一些普通疾病，尤其是慢性病，西药疗效不见得就快，而中医往往疗效并不慢。并且中医在治疗某些急症方面也很有特色，如针刺治疗急性疼痛或者刺血疗法退热，往往一针见效。

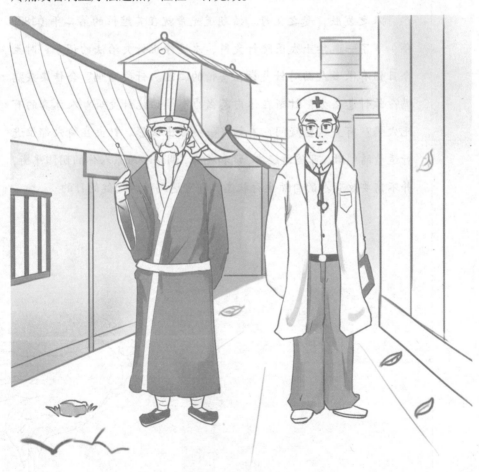

误区 2：中药味苦，针灸痛苦

在许多人眼中，中药味苦，扎针痛苦。实际上，苦口的只是某些中药汤剂，很多中药汤剂并不苦，且中药剂型有丸、散、膏、丹等，可直接吞服或外用，无口苦之感。针刺也只是进针的一刹那有些微痛，如果进针快是感觉不到痛的，主要表现为针刺后的酸、麻、胀、重等感觉，这是针刺"得气"的反应，即疗效的体现。

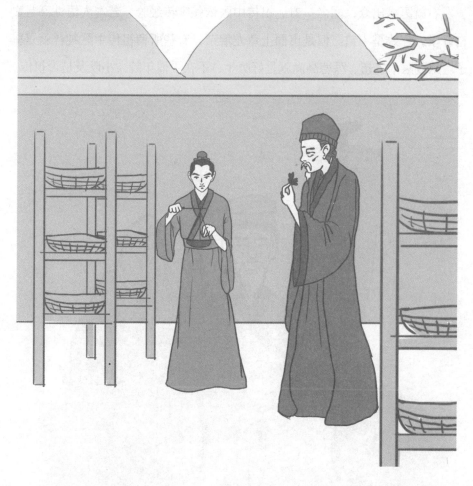

误区 3：只有西医疗效不好时才找中医

有些患者直到西医疗效不好时才想起找中医，把中医当作是"救命稻草"，此时若中医疗效不好就认为中医不行。其实许多病中医一开始就可以介入，

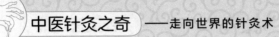

这样效果会更好。也并不是西医治不好的病，中医治疗都一定会有效果，因为这些病本身很可能就不好治。

误区4：看中医就得找祖传中医、老中医

在大众眼中，一位白胡子老头、一个脉枕、三根手指，加上一块"祖传×代中医"匾，就代表了高境界的中医。翻阅许多名中医从医经历，多在40岁左右就医术出众，闻名一方。祖传中医依赖家传经验，若本人悟性高且勤奋好学，疗效是不错。但是市面上鱼龙混杂，有些所谓祖传中医纯粹就是骗子。只要医术高超、医德高尚就是好医生，不在于他年龄大小以及是否祖传。

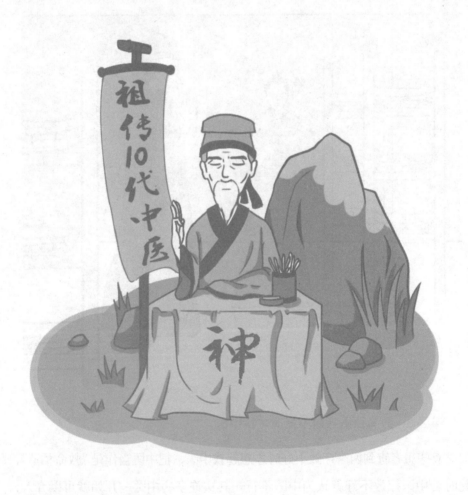

误区5：吃中药就不用吃西药了

中医和西医各有优势和不足，对于哮喘、糖尿病、高血压、肾病综合征、类风湿关节炎等疾病，有些患者认为只要吃中药就可以了，西药的不良反应大，不愿长期吃。可是这些病不能随意停用西药，中西医结合才疗效好。而且这些人很可能被"纯中药制剂"迷惑，其实好多所谓专治上述疾病的"纯中药制剂"里面就含有西药成分，所以患者一吃疗效好，停药就病情反弹。

误区6：中医不科学

中医学理论很抽象、不直观，不容易让人一听就懂。许多病治好了也得不到西医的认可。有个比喻近似地反映了中、西医诊察疾病的特点：中医看病好比有经验的瓜农通过看、摸、敲来判断西瓜是否成熟；西医看病好比用刀直接剖开西瓜亲自品尝一下。中医是复杂性科学，现有的研究手段还只能揭示中医科学性的一部分。一些西医大家对中医也很有研究，认为中医治疗一些疾病确有优势，如叶任高、向红丁等对中医治疗肾病、糖尿病并发症的疗效都给予了充分的肯定。因此，中医不仅是科学的，而且为中华民族繁衍昌盛做出了卓越贡献，也对世界文明进步产生了积极影响。

针灸会传染疾病吗

很多人害怕针灸，总觉得把长长的针扎到肉里，和古代上刑差不多，想想都可怕，多遭罪啊！更有甚者认为，社会上肝炎、艾滋病等这类传染病很多，针灸会不会传染上这类疾病啊？

首先，针灸不是简单地将针具扎到肉里，而是运用一定的针刺手法将针具迅速刺入穴位中，再行以提插、捻转等行针手法，使针下"得气"。所谓得气，又称针感、气至，是针下后的一种感觉，医生能感到针下有沉涩感，"如鱼吞钩饵之浮沉"，就像钓鱼时鱼刚上钩时拉动鱼竿的感觉；而患者则感觉针

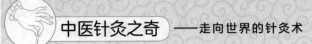
下有酸、麻、重、胀之感，很少会有痛的感觉。得气是针灸疗效的体现，"气至而有效"。另外，每一位专业的针灸医师都是经过针灸理论的系统学习，并反复训练，经过考核合格才能取得相应资格的。因此，针灸和古代上刑完全是两码事，大可不必危言耸听。

其次，在古代都是用火烧来消毒，针具反复使用，确实有传染疾病的风险。但随着现代工艺的发展，针具制造的工艺也越来越先进，目前临床上使用的针灸针都是一次性的，即使同一个患者每次针灸时都会使用新针，而且针刺前穴位都会用 75% 的酒精棉球严格消毒。这些措施都能有效地避免交叉感染的发生。所以，针灸是不会传染疾病的。

最后，建议针灸治疗一定要到具有相应资质的正规医疗单位进行，切不可贪图小便宜，或者被夸张的宣传广告迷惑。

人体真的有死穴吗

在很多影视作品中，都有一招制敌、点穴致死的镜头，体现了武林绝学的高深莫测。那么，人体真有死穴吗?

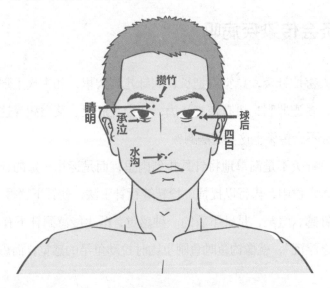

其实，中医学中没有"死穴"这一称呼，但确有"危险穴""意外穴"，是指易于发生意外事故的穴位。这些穴位一般有以下特点。

其一，易发生意外的穴位多分布于头面颈项、胸背腰腹，特别以眼区、颈项、胸背最为集中。与穴位区的解剖特点密切相关，也就是说，这些穴区的下面有重要的内脏、血管、神经等组织结构。如针刺眼区的睛明穴，其下含有丰富的血管和神经，如果操作不当，轻者造成"熊猫眼"，严重者损伤眼球，可致失明。四肢部的穴位则相对比较安全，一般不会发生意外事故。

其二，易发生意外的穴位多是针刺所引起的，且以物理损伤中的机械损伤为主。如肩井穴，其下是肺脏顶端的位置，如果针刺过深或针刺中过度活动，可损伤肺脏，导致气胸的发生，主要表现为突然出现咳嗽、呼吸困难。

其三，导致这些穴位发生意外事故的原因也包括医者刺灸不当。操作手法不当、解剖层次不熟、责任心不强等均易发生意外事故。

综上所述，造成针灸意外事故的原因很多，有主观的原因，也有客观的原因，有穴区本身的解剖因素，也有针灸工具、患者体质等因素。从这一角度说，人体是有"死穴"的，除针灸外，生活中过度强烈的刺激这些危险穴位，比如撞击、拳击、棍棒打击等也可导致意外事故的发生，甚至致死。因此建议，一方面生活中避免过度猛烈刺激危险穴位；另一方面，如果需要针灸治疗，请一定到正规中医院找专业的针灸医师治疗，他们都是经过 5～8 年的系统学习和训练才取得相应专业资格的。

下面将危险穴位汇总如下。

1. 睛明（JingMing）BL1 足太阳膀胱经

(1) 定位：该穴位于面部，目内眦角稍上方凹陷中。

(2) 针刺深度：尸体解剖显示，针刺深度如超过 19 毫米，针尖可刺伤筛前动静脉，深度超过 32 毫米时，可损及鼻侧部的脉络膜动脉或虹膜动脉；深度超过 43 毫米时，就可能损伤视神经管前极。针刺深度超过 50 毫米时可刺伤视神经孔内走行的视神经和眼动脉；针刺深度超过 54 毫米时，在进针的直后方则易刺中围绕视神经孔的总腱环，并可累及神经。刺中时针感黏滞，患

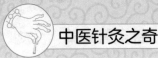

者则感眼内火花闪烁，头痛、头晕，严重者恶心、呕吐。所以，本穴不宜深刺，以 0.5 寸以内较为安全；1 寸内易刺破血管，引起眼内血肿。如超过 1 寸，就容易损伤眼内其他组织结构，引起严重后果。

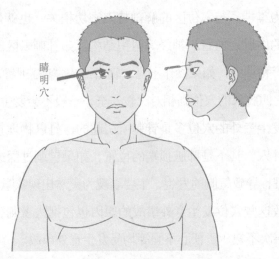

睛明穴

(3) 针刺方向：进针后应直刺，如针尖偏向后外方，进针深度超过 1.7 寸时，有可能刺激入眶上裂，损伤颅中窝内的海绵窦，或三层脑膜以及大脑颞叶，造成颅内出血，患者可出现剧烈头晕头痛，恶心呕吐，以致休克死亡。

2. 承泣（ChengQi）ST1 足阳明胃经

(1) 定位：位于面部，两目正视，瞳孔直下，当眼球与眶下缘之间。

(2) 针刺深度：若深度超过 1.5 寸时，多可损伤眼动脉主干；超过 1.9 寸时，即深达眶上裂及其深部结构，可造成有关组织的损伤。

(3) 针刺方向：若针尖贴近眶下壁，当进针深度超过 0.4 寸时，即有刺入眶下沟之危险，可伤及眶下动、静脉，出血较严重。故当必须深刺时，针尖应稍改变方向，略朝内后上方，即朝眶尖方向，不可紧贴下壁刺入。

3. 攒竹（CuanZhu）BL2 足太阳膀胱经

(1) 定位：位于面部，当眉头陷中，眶上切迹处。

(2) 针刺深度：本穴一般浅刺，从眶上孔刺入时应用 30 号细毫针缓慢送针，如有阻力，不宜再进。如刺破深部血管可引起明显出血，严重者表现为局部肿胀，上眼睑下垂难以睁眼。

(3) 针刺方向：直刺时不进入眶上孔一般较安全，平刺时要操作熟练，以减轻疼痛；斜刺透睛明时，应避开血管，以防出血。

4. 球后（QiuHou）EX-HN7 经外奇穴

(1) 定位：位于面部，当眶下缘外四分之一与内四分之三交界处。

(2) 针刺深度：此穴不宜深刺，一般不可超过 1.5 寸，若超过 2 寸时，容易损伤视神经、海绵窦、颅内动脉及垂体等眶内和颅内的结构。更不宜提插、捻转。此穴因血管分布丰富，针刺易引起出血，患者可有眼球突胀感，局部呈现青紫。

(3) 针刺方向：本穴宜直刺。

5. 下关（XiaGuan）ST7 足阳明胃经

(1) 定位：位于面部耳前方，当颧弓与下颌切迹所形成的凹陷中。

(2) 针刺深度：本穴下有三叉神经第三支（下颌神经），直刺过深可刺中该神经的主干或分支，引起损伤。所以如果患者感受到穴区疼痛、发热或触电感，即应将针上提，不可再深刺。

(3) 刺激方式：本穴多因穴位注射不慎而出现意外，故应避免使用浓度过高或过低、酸碱度过高或刺激性较大的药液进行穴位注射。

6. 四白（SiBai）ST2 足阳明胃经

(1) 定位：位于面部，瞳孔直下，当眶下孔凹陷处。

(2) 针刺深度：本穴直刺深度在不超过 0.5 寸或进行平刺时，一般不会发生损伤性意外（机械性损伤），但如针尖进入眶上孔（约在针刺深度超过 0.5 寸），并继续进入眶下管时，如进针深度超过 1 寸，即有可能损伤眼球，所以不宜过深。

(3) 针刺方向：当针尖进入眶下管时，应按45° 朝上，75° 朝外的方向进针。

另应注意，向眶下孔斜刺时，须选取 30 号或 32 号的细毫针，且要避免反复提插或捻转，以免刺破眶下动脉。

7. 水沟（ShuiGou）DU26 督脉

(1) 定位：位于面部，当人中沟的上 1/3 与中 1/3 的交点处。

(2) 本穴是人体中针感反应最为强烈的穴区之一，临床上出现的意外多为诱发癔性发作。据观察，这类意外事件常发生于刺激过强之时，所以，本穴的针刺手法在一般情况下不宜过重（急救除外），对有癔病史者，尤应如此。另外，也有报道因针刺本穴，因间接反应，造成脑出血性中风。

8. 哑门（YaMen）DU15 督脉

(1) 定位：位于项部，当后发际正中直上 0.5 寸，第一颈椎下。

(2) 针刺深度：本穴尸体解剖的针刺安全深度为 5 厘米左右。因该穴深部有脊髓，故不可深刺，进针要缓慢，不可行重度提插捻转手法。进针深度最深不可超过 1.5 寸，否则可刺伤脊髓颈段。患者出现传向四肢的闪电麻木感，或头痛、头晕等症状。较重者可引起蛛网膜下腔出血。

(3) 针刺方向：应向下颌方向针刺，切勿向上朝眼的方向针刺。因其深部正对延髓，可造成延髓损伤，有生命危险。哑门穴，以刺向耳垂最安全（男性可刺 46.34 毫米，女性可刺至 45.13 毫米），其次为针向口或下颌（男性可刺至 44.92 毫米和 42.42 毫米，女性分别为 43.33 毫米和 40.99 毫米）。若向后正中线直刺亦可从第 1、2 颈椎之间刺入椎管。另外，也不可向左右任意偏斜，以防误伤椎动脉。

9. 风府（FengFu）DU16 督脉

(1) 定位：位于项部，当后发际正中直上 1 寸，枕外隆突直下，两侧斜方肌之间凹陷中。

(2) 针刺深度：本穴尸体解剖的针刺安全深度为 5 ～ 5.3 厘米左右。因该穴深部有延髓，故针刺过深有生命危险，一般应控制在 1.5 寸内较为安全，其极限则不得超过 2 同身寸。若刺入延髓，针下有松软感，患者全身有触电感，恐慌惊叫，轻者可有头痛、眩晕、心慌、出汗等，重者呼吸困难，继而昏迷。

(3) 针刺方向：风府穴，以针尖指向口最安全（男性可达 45.43 毫米，女性为 44.46 毫米），其次为指向鼻尖（男性可刺至 42.22 毫米，女性可刺至 40.90 毫米），易发生危险的是直刺（男性不宜超过 36.83 毫米，女性不宜超过 30.96 毫米）。

10. 风池（FengChi）GB20 足少阳胆经

(1) 定位：位于项部，当枕骨之下，与风府相平，胸锁乳突肌与斜方肌上端之间的凹陷中。

(2) 针刺深度：本穴尸体解剖的针刺安全深度为 5 厘米左右。该穴深部重要结构为延髓和椎动脉，若向对侧眼睛内眦方向直刺过深，超过 1.5 寸时，可造成延髓下端或脊髓上端损伤，甚可危及生命，故针刺深度以小于 1.5 寸为宜。

(3) 针刺方向：针尖朝向对侧眼外眦，则其深面正对延髓，若针尖偏向同侧眼内眦，其深面正对同侧的椎动脉，故不可针刺过深，不能进行大幅度提插、捻转。经测定，风池穴，针向对侧眼球，进针 25～50 毫米，向鼻尖或左右透刺 50～75 毫米，以向鼻尖针刺及向对侧风池透刺最为安全。

11. 翳风（YiFeng）SJ17 手少阳三焦经

(1) 定位：位于耳垂后方，当乳突与下颌角之间的凹陷处。

(2) 针刺深度：本穴针刺深度一般不可超过 1.5 寸，过深可刺中迷走神经（迷走神经的位置较深，正常情况下不容易刺中），引起迷走神经反应。

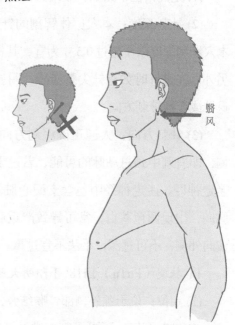

翳风

(3) 针刺方向：针尖不可向下，以免刺中颈动脉窦，引起颈动脉窦综合征。

(4) 刺激方法：本穴不宜穴位注射，如必须作时，进针不可过深（1寸以内），药物要选择对神经刺激较小的药液。

12. 天突（Tiantu）BN22 任脉

(1) 定位：位于颈部，当前正中线上，胸骨上窝中央。

(2) 针刺深度：不可过深，因本穴区下为气管，且在胸骨上窝处肌层覆盖较浅，易刺中气管软骨，若刺入气管环间的韧带，易穿透气管壁，伤及气管壁，伤及气管黏膜。患者可自觉喉中作痒，引起剧烈咳嗽、血痰，针体随之强烈颤动。本穴尸体解剖的针刺安全深度为 2～2.5 厘米左右。

(3) 针刺方向：应沿胸骨柄后缘向下平刺或深刺。若深刺方向偏后，可刺中主动脉弓或无名动脉，造成出血。施术者针下有柔软而有弹力的阻力，针感搏动明显。患者有胸闷、疼痛感觉，涌吐血痰，剧烈咳嗽，面色苍白，肢冷汗出，甚至窒息死亡。若朝胸骨柄后面刺入过深或向两侧偏离，易刺伤肺前界引起气胸，肺气肿患者尤易发生，故不可深刺。一旦刺伤胸膜，患者可出现呼吸困难等症状。

13. 人迎（RenYing）ST9 足阳明胃经

(1) 定位：位于颈部，喉结旁，当胸锁乳突肌的前缘，颈总动脉搏动处。

(2) 针刺深度：本穴尸体解剖的针刺安全深度为 1.3～1.5 厘米左右。故本穴针刺深度以不超过 0.5 寸为宜，其极限深度为 1 寸，否则易伤及迷走神经。另外，在进针时如有针尖黏滞感、明显的搏动感，表明已触及颈动脉，即应退针或变换针刺方向。

(3) 针刺方向：人迎正确深刺方向应恰经过颈动脉鞘前内方，若偏向外侧，即有刺中颈总动脉的可能，若过于偏外，则可刺穿颈内静脉，以致刺中迷走神经。迷走神经中包含支配心脏活动的副交感纤维。患者可自觉心悸、胸闷，出现面色苍白，常可导致严重后果，乃至生命危险。因此，进针不可偏向外侧，不可过深，手法不宜过重。

14. 扶突（FuTu）LI18 手阳明大肠经

(1) 定位：位于颈外侧部，喉结旁，当胸锁乳突肌的前、后缘之间。

(2) 针刺深度：不可深刺，进针深度以 0.5～1 寸以内为宜，最深不可超过 1.5 寸，而且也不能行较大幅度的捻转提插手法，以免刺伤深部颈总动脉和血管鞘内的重要结构。

(3) 刺激方法：谨慎使用电针，脉冲频率不宜过高，因电针可诱使迷走神经反应性增强，引起心跳减慢，血压下降、面色苍白、出冷汗等症状。

15. 廉泉（LianQuan）RN23 任脉

(1) 定位：位于颈部，当前正中线上，喉结上方，舌骨上缘凹陷处。

(2) 针刺深度：本穴不宜深刺，不可超过 1.5 寸。应选用 28 号或 30 号毫针，不可太粗，以防伤及咽喉。

(3) 针刺方向：向舌根部斜刺 0.8 ～ 1.2 寸或向两侧斜刺，或再分别向两侧斜刺。多不直刺并切忌大幅度提插、捻转，以防出血。

16. 缺盆（QuePen）ST12 足阳明胃经

(1) 定位：位于锁骨上窝中央，距前正中线 4 寸。

(2) 针刺深度：针刺不宜过深，正常体格者不超过 0.5 寸。深刺可穿过前锯肌、肋间肌、壁胸膜、胸膜腔、脏胸膜，刺伤肺脏引发气胸。但本穴尸体解剖的针刺安全深度为 3.8 厘米左右，可作参考。

(3) 针刺方向：由于斜刺不易掌握深度，本穴应直刺，且在完成手法后即出针，不宜留针。

17. 颈臂（JingBi）EX 经外穴

(1) 定位：仰卧，头转向对侧，于锁骨内 1/3 与 2/3 交点处直上 1 寸，胸锁乳突肌锁骨头后缘。

(2) 针刺深度：以 1 寸以内为限度，不可深刺。对肺气肿患者，尤须谨慎。另外，膈神经属颈丛，为一混合神经，从颈丛发出后下行正好经过本穴。因膈神经支配膈肌的运动和本体感觉及膈上、下胸、腹膜之感觉，其感觉纤维还在途中分布到纵隔胸膜和肋胸膜及心包。针刺过深可刺伤膈神经，而出现肩背刺痛，胸腔憋胀，呃逆等症状。

(3) 针刺方向：不可朝向斜下，更不可偏向内下方，否则易损伤胸膜顶及肺尖，造成气胸。

另外，胸背部的一些穴位，因胸壁下有肺脏和重要的神经血管的缘故，直刺可直接损伤肺脏引起气胸，故在选用此类穴位时，需要特别注意针刺深度与针刺角度。胸部常见的穴位有云门、中府、气户、俞府、库房等，背部则以胸椎旁的夹脊穴及相应的背俞穴为主，针刺时当尤其谨慎。

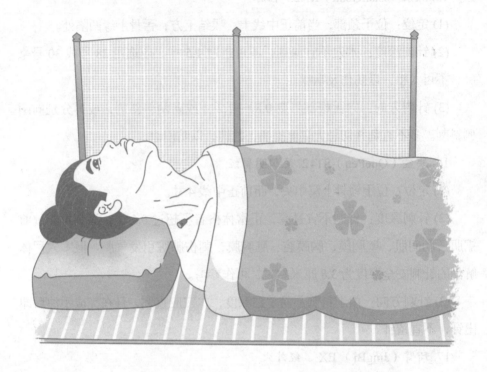

孕妇能接受针灸吗

　　针灸是我国从古代流传至今伟大的医疗技术，通过刺激穴位来达到温经通脉、调和气血的目的。那么怀孕了还能针灸吗？孕妈妈们在接受针灸的过程中需要注意什么呢？针灸到底能帮孕妈妈们解决什么问题呢？

　　很多孕妈妈在怀孕期间都可能会出现孕吐、焦虑、偏头痛、情绪波动大等各种不适症状，但大部分孕妇为了胎儿的安全，会选择忍受而非治疗，担心药物会损害胎儿的健康，或者担心针灸会导致流产。但科学研究证明，孕妇可以进行针灸，但在怀孕3个月内者，不宜针刺下腹部的腧穴；怀孕3个月以上者，腹部、腰骶部穴位也不宜针刺，三阴交、合谷、昆仑、至阴等可引起子宫收缩的穴位也应禁刺。

　　针灸到底能帮孕妈妈们解决什么问题呢？

1. **孕期生理问题** 针灸可以帮助孕妈妈缓解怀孕带来的多种不适，如孕吐、后背痛、便秘、疲劳、关节疼痛、胎位不正等。

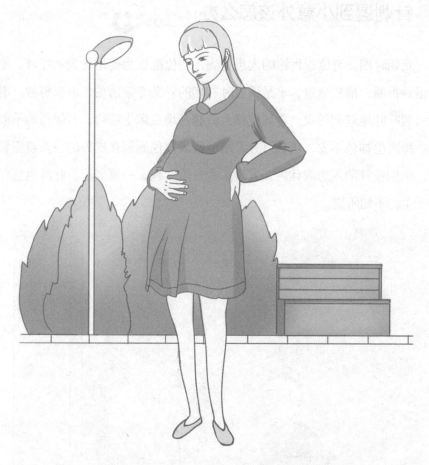

2. **孕期情绪问题** 怀孕期间以及激素的变化会使孕妈妈的情绪波动较大，针灸可以缓解孕妈妈的情绪失落、焦虑及其他的情绪变化。

3. **生产过程问题** 在生产过程中针刺可引起子宫收缩的穴位，如合谷、三阴交等可在一定程度上诱导生产，并控制生产时的疼痛。

4. **产后恢复问题** 针灸可以有效缓解产后腰痛、产后抑郁、乳腺炎等产后问题。

总而言之，针灸疗法是帮助孕妈妈们缓解各种不适的好帮手，孕妈妈们如果遇到以上不适症状，千万不要忘了去正规的医疗机构寻求针灸的帮助哦!

针刺遇到小意外该怎么办

　　元朝时期，有位叫程铭的人患腿病，一位医生为他用针灸治疗时，不慎将银针折断，情势急迫，于是请当时有名的针灸专家滑伯仁前来解救。滑伯仁气喘吁吁地赶到程家，看到程铭万分痛苦地在床上呻吟，右腿弓曲不敢动弹。那医生神色不安，焦急万分，用手紧紧捏住尚留在皮外的一点点银针断头，生怕银针陷入患者体内，发生生命危险。程家一家老小，此时也急得六神无主，不知所措。

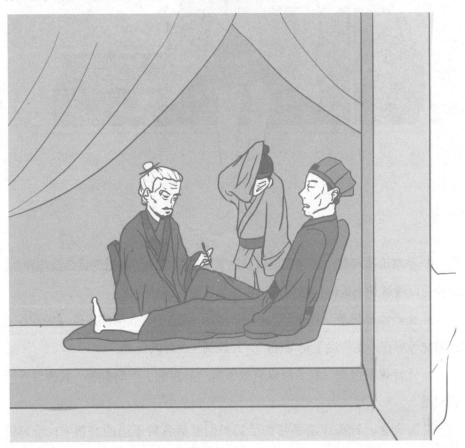

滑伯仁来到患者床前，冷静地告诫大家不要慌乱，并请围观的人全部出去，然后开始镇定自若地排险。他不是使用随意按摩的方法，而是沉吟了片刻，采用因势利导、声东击西的治法。因为他知道，针灸治病取穴一般不是头痛医头、脚痛医脚，而是头部的病却取足部的穴位；左侧的病却取右侧的穴位；内脏的病却取四肢的穴位。

考虑到断针在患者的足少阴经脉的阳陵泉穴，滑伯仁便沿着这条经络循行，在离阳陵泉很远的风市穴扎下一根又长又粗的银针，并用力捻动起来。患者忍受不了这种强烈的刺激，痛得大喊大叫，汗流如注。这时风市穴旁的肌肉猛烈的抽搐着，而阳陵泉穴部位的肌肉却逐渐松弛下来，滑伯仁瞅着时机已到，忙向那医生使了个快拔断针的眼色。那医生心领神会，果断地将断针顺利拨出。接着，滑伯仁也在患者稍稍放松之时，拔出了粗粗的银针。

眼见一场关系到患者生死的医疗事故，化险为夷。那么在针灸治疗中遇到小意外到底要怎么处理呢？

弯针情况的处理

弯针是指进针时或将针刺入腧穴后，针身在体内形成弯曲。

1. **弯针原因（医生与患者两方面的原因）** 医生进针手法不熟练，用力过猛、过速，以致针尖碰到坚硬的组织器官，或患者在针刺或留针时移动体位，或因针柄受到某种外力压迫、碰击等，均可造成弯针。

弯针现象：针柄改变了进针或刺入留针时的方向和角度，提插、捻转及出针均感困难，而患者感到疼痛。

2. **弯针处理** 出现弯针后，即不得再行提插、捻转等手法。如针柄轻微弯曲，应慢慢将针起出。若弯曲角度过大时，应顺着弯曲方向将针起出。若由患者移动体位所致，应使患者慢慢恢复原来体位，局部肌肉放松后，再将针缓缓起出。切忌强行拔针，以免将针体折断，留在体内。

3. **弯针预防** 医者进针手法要熟练，指力要均匀，并要避免进针过速、过猛。选择适当体位，在留针过程中，嘱患者不要随意更动体位。注意保护针刺部位，针柄不得受外物硬碰和压迫。

断针情况的处理

断针又称折针，是指针体折断在人体内。若能术前做好针具的检查和施术时加以应有的注意，是可以避免的。

1. 断针原因 针具质量欠佳，针身或针根有损伤剥蚀，进针前失于检查；针刺时将针身全部刺入腧穴，行针时强力提插、捻转，肌肉猛烈收缩；留针时患者随意变更体位，或弯针、滞针未能进行及时正确处理等，均可造成断针。

2. 断针现象 行针时或出针后发现针身折断，其断端部分针身尚露于皮肤外，或断端全部没入皮肤之下。

3. 断针处理 医者态度必须从容镇静，嘱患者切勿变更原有体位，以防断针向肌肉深部陷入。若残端部分针身显露于体外时，可用手指或镊子将针起出。若断端与皮肤相平或稍凹陷于体内者，可用左手拇、食二指垂直向下挤压针孔两旁，使断针暴露体外，右手持镊子将针取出。若断针完全深入皮下或肌肉深层时，应在 X 线下定位。手术取出。

4. 断针预防 为了防止折针，应仔细地检查针具，对不符合质量要求的针具应剔除不用；避免过猛、过强地行针；在行针或留针时，应嘱患者不要随意更换体位。针刺时更不宜将针身全部刺入腧穴，应留部分针身在体外，以便于针根折断时取针。在进针、行针过程中，如发现弯针时，应立即出针，切不可强行刺入、行针。对于滞针等亦应及时正确地处理，不可强行硬拔。

滞针情况的处理

滞针是指在行针时或留针后医者感觉针下涩滞，捻转、提插、出针均感困难而患者则感觉剧痛的现象。

1. 滞针原因 患者精神紧张，当针刺入腧穴后，患者局部肌肉强烈收缩；或行针手法不当，向单一方向捻针太过，以致肌肉组织缠绕针体而成滞针。若留针时间过长，有时也可出现滞针。

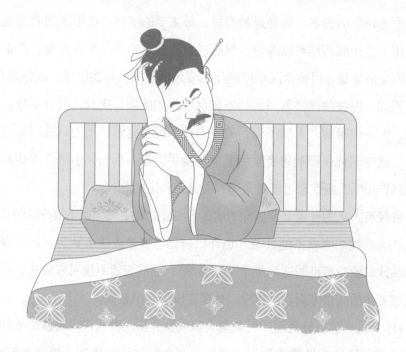

2. **滞针现象**　针在体内，捻转不动，提插、出针均感困难，若勉强捻转、提插时，则患者痛不可忍。

3. **滞针处理**　若患者精神紧张，局部肌肉过度收缩时，可稍延长留针时间，或于滞针腧穴附近进行循按或叩弹针柄，或在附近再刺一针，以宣散气血，而缓解肌肉的紧张。若行针不当，或单向捻针而致者，可向相反方向将针捻回，并用刮柄、弹柄法，使缠绕的肌纤维回释，即可消除滞针。

4. **滞针预防**　对精神紧张者，应先做好解释工作，消除患者的顾虑。注意行针的操作手法和避免单向捻转，若用搓法时，应注意与提插法的配合，则可避免肌纤维缠绕针身而防止滞针的发生。

癌症患者能针灸吗

癌症，听病名就让人毛骨悚然，以致生活中的人们很忌讳谈这个话题，甚至谈癌色变！的确，癌症一旦发生，生活质量会直线下滑，尤其对于晚期已经发生转移的患者，癌痛是最常见、最主要的症状。有很多患者的癌痛即使使用大量止痛药都难以改善，仅靠患者的意志力更是难以忍受，严重影响患者的生活质量。目前西医治疗癌症主要包括手术、药物化疗、放疗等方法，疗效确切，但往往伴随着一系列不良反应，如腹胀，厌食，营养不良，形体消瘦，大小便难解，月经不调，免疫力低下而易感冒、无力，进而形成恶性循环。这些同样是影响患者生活质量的棘手问题。那么，中医在癌症治疗中能起到作用吗？癌症患者能针灸吗？答案是肯定的。

曾经有人认为针灸会使癌症患者的癌细胞扩散，增加癌细胞转移的风险，所以认为癌症患者就不能针灸。也许目前仍有很多人这么认为。但国内外大量的临床试验观察证明这只是个"想当然"，癌症患者不仅可以针灸，而且在提高患者生活质量方面功不可没。体现在以下几个方面。

(1) 针灸止痛。针灸治疗可刺激人体大脑分泌一种叫作内啡肽的物质，这种物质能起到镇痛镇静的作用，例如针刺合谷穴治疗牙痛，效果立竿见影，道理即在于此。对于癌症患者，针灸取得疗效的关键是选穴和手法，选穴原则是循经取穴，就是在经脉循行路线上取穴，以取四肢远端穴为先，以调理为主，实证多用针刺，虚证多用艾灸法。

(2) 改善放疗、化疗后的不良反应。针灸能促进胃肠蠕动，改善腹胀、便秘，从而改善营养状态；能调整睡眠及女性月经不调；经常艾灸足三里、关元穴，可提高机体抗病能力，减少感冒、发热的概率，从而大大提高患者的生活质量。

(3) 对于正在接受放疗或化疗的患者，正确选用针灸可减少胃肠道反应，改善血象。

综上所述，癌症患者是可以针灸的。需要提醒的是，针灸在癌症患者中运用时，尤其是艾灸的使用（相对简单些，在家里都能操作），请一定在正规医师的指导下进行。切勿自行贸然行事。

针灸到底有没有不良反应

针灸在临床上的应用范围极其广泛，可用于包括内、外、妇、儿、五官、皮肤各科疾病的治疗，文献调查表明，目前经临床一定样本验证并确有效验的针灸适用病症近 200 种。针灸之所以有这样广的适应证，又有这样好的效果，是由于针灸具有协调阴阳、扶正祛邪和疏通经络等作用。但是，针灸就真的是百分之百好吗？它会不会和有些药物一样会有一定的不良反应。

针灸的作用显而易见，那么针灸的不良反应有哪些？

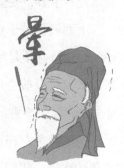

随着人们对针灸的认识和接触，很多人只是看到了针灸的好处，而忽略了针灸的不好之处。有些人认为针灸的不良反应就是会疼痛，其实不然，针灸不良反应伤害还是存在的，下面就针灸的不良反应以及避免方法进行简述，希望可以帮助大家更加全面的认识中医针灸。

针灸不良反应之一：感染传染病

在一些针灸减肥场所是没有严格按照"一人一针一穴"的基本原则，不能做到用完后立即丢弃，也没有必要消毒设备，要是使用非一次性的针灸针，那么每扎过一个穴位，就应该将针收起浸泡，再进行高温高压消毒，这样才能杜绝传染病通过针灸针传播。仅靠消毒液浸泡不能解决问题。这种情形，感染传染病的危险相当大。

针灸不良反应之二：晕针

为避免晕针，对初次受针刺者，要做好解释工作，消除恐惧心理；采用舒适体位，选穴少、手法轻；对身体不适者，休息后再行针；发现问题，及时处理。

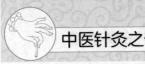
针灸不良反应之三：刺伤内脏

没有效果最多是浪费了钱财，耽误了时间，最可怕的是"扎出事"来。一些背部的穴位，若是进针方法不准确，可刺伤胸膜引起气胸；进行针灸减肥时，腹部的针亦不能进得太深，否则可能会伤到脏器。尤其是对腹壁薄的年轻女性，更应多加注意。

另外，针灸师还应该有处理诸如晕针、滞针、弯针、折针等异常情况的能力。没系统学过解剖学、针灸学，匆忙上阵的"针灸师"，或许对以上情况根本没有了解，安全性就很难保证了。

上面就是关于针灸不良反应的介绍，我们说针灸的不良反应其实是比较小的，而且并不是所有的人都会遇到这样的情况，使用针灸还是利大于弊的，所以大家可以放心地使用这种中医疗法，不过在接受针灸治疗时一定要选择正规的医院、专业的中医，以保证针灸的效果和安全性。

虽然针灸存在这样一些可能的不良反应，但是世间万物本来就没有绝对完美的事物，我们不能因为针灸的缺陷而否认它巨大的贡献，相信随着科学的发展，针灸治疗也会越来越完善。

针具粗细会影响针灸效果吗

中国传统医学为当今世界所认识是从针灸开始的，针灸的施术与其独特的针具有密不可分的联系。针具的发展与科技的发展是相伴随的，从粗糙的砭石、草木刺、骨针，到金属针具，再到精密针灸仪，针具已越来越与西医学接轨，走向无痛化、无菌化。

针灸作为中医学别具一格的特色治疗手段，以其治疗效果显著、费用便宜在国内有着良好的口碑。近几年来，国外的针灸行业也有了长足的进步，下面我来说说针灸所用的器械——针灸针。

如何选取针灸针

1. 看针灸针的针体光滑度 大家可以用手来感觉下，好的针摸上去滑滑的。

2. 看针灸针的针尖是否锋利 这点比较麻烦，不怕痛的朋友可以自己尝试一下，好的针灸针进针后是感觉不到疼痛的。

3. 看针灸针的针身是否有韧性 大家可以拿一根40毫米的针，然后把它弯成90°，然后放手，能够自己恢复原状的，就是好针。

针灸针的分类

(1) 针灸针按长度（指针身）分为常用规格和特殊规格。常用的规格有13毫米（0.5寸）、25毫米（1寸）、40毫米（1寸半）、50毫米（2寸）、60毫米（2寸半）、75毫米（3寸）。其中，25毫米、40毫米、50毫米最为常用。特殊规格的有10毫米、100毫米（4寸）、125毫米（5寸）、150毫米（6寸），10毫米一般用于美容方面，其他长度用于扎肚子等脂肪厚或者穴位深的部位。

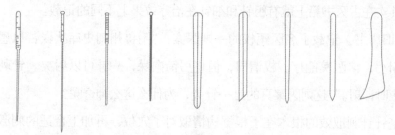

(2) 针灸针按粗细分为常用规格、特殊规格。常用的规格有0.22毫米、0.25毫米、0.30毫米、0.35毫米。其中，0.25毫米、0.30毫米、0.35毫米最常用，0.25毫米在美容上应用比较多。特殊规格的有0.18毫米、0.19毫米、0.28毫米、0.32毫米、0.36毫米、0.40毫米、0.42毫米、0.45毫米，0.18毫米和0.19毫米大多用于美容上，现在0.28毫米和0.32毫米都改用0.30毫米了，0.36毫米改用0.35毫米了。0.40毫米和0.45毫米的针很粗，扎的很痛，但有医生喜欢，特别是老中医。

(3) 针灸针按灭菌程度分为反复使用针灸针（没有经过灭菌处理的，在使

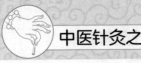

用前要消毒，能反复使用多次，一般国内也称为传统针灸针）、无菌针灸针［经过灭菌处理，国内是EO（环氧乙烷）灭菌，包装都是密封的，取出针后10分钟内要使用，只能使用一次，有效期为2年］。无菌针灸针由于卫生、安全，目前在国内的正规医疗机构已经基本普及。

（4）针灸针按包装分为带管针灸针［俗称管针（为无菌针灸针）每支针灸针有一个小管子装着，扎针时能有效防止扎偏穴位，这种包装的针灸针比较高档，价格很贵］、片装针灸针［一般称片针（为无菌针灸针）每支针灸针都是单独包装，用多少支插多少支，用起来不浪费。这种包装也高档，价格相对也贵］、透锡纸和塑袋针灸针［国内使用最广泛的针灸针（为无菌针灸针），有5支一包或10支一包的，包装干净卫生，使用方便，价格低廉，但容易造成浪费，普通包装有纸包、吸塑、塑袋等，采用这些包装的都是传统针灸针］。

针具粗细对治疗效果的影响

其实在古医书籍上就有粗针和细针在治疗效果上不同的记载。

《旧唐书》记载了名医甄权的一则医案："隋鲁州刺史库狄嵚苦风患，手不得引弓，诸医莫能疗。权谓曰，但将弓箭向垛，一针可以射矣。针刺肩髃穴，应时即射。"这则医案真的是一针灵，为什么这么神奇呢？

毫针针刺取效的根本在于根据病情取对了穴位，再加上合适的刺激，这两个方面缺一不可。取穴正确这一点，一般来说相对容易做到，因为针灸学取穴原理都讲得非常清楚，而且有很多经验可以借鉴。合适的刺激相对复杂，刺激量包括针具的直径、刺入的深度和所行的手法三个方面。刺入深度一般在安全的前提下，得气即可。而手法目前临床医生施行比较少，多用电针。因此刺激强度的关键可能是来自于毫针的粗细。而目前常用的毫针直径是0.32～0.38毫米，即28～30号针，出现这样细的针完全是因为当今冶金水平的进步和患者惧怕疼痛的要求，而这种情况可能恰好导致了毫针针刺疗效的下降。

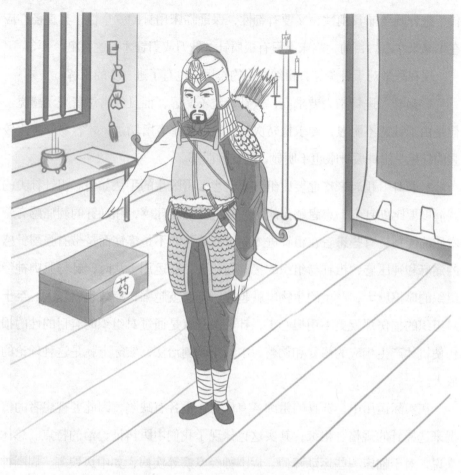

　　《灵枢》中说毫针"取法于毫毛"，形容其针形"尖如蚊虻喙"，古人对于毫针直径，要求和毛发一样细，和蚊子的喙一样细。男性的毛发一般在0.08～0.4毫米之间，女性的毛发一般在0.04～0.2毫米之间，这么细的针古人能不能做出来呢？

　　1968年河北满城中山靖王刘胜墓出土，计金针4枚、银针6枚。4枚金针完好，制作精致，针长在6.5～6.9厘米，直径0.12～0.18厘米，均比现在常用的医针粗。针柄略呈方形，约在其上中1/3交界处有一圆形孔，针体细长呈圆形，以针尖的形制来判断，可分为三种：三棱形的为锋针，用作放血；尖锐的为毫针，用作针灸；圆钝的为锟针，用作点刺。最细的应是毫针有1.2毫米，用这样粗的毫针针刺在现在看来是不可思议的。即使到了明清两

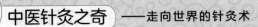

代，毫针既要兼具刚性，又要有韧性，保证临床用针的安全性，其直径亦应在1毫米左右。目前，临床上只有银质针、针刀或刃针才有这么粗。

现在医学对于针灸针具粗细规格的作用，也有了进一步的了解。

1. **细针**　进针指力要求高，进针感觉不明显，而且经常患者毫无感觉。但是由于针感不明显，要求捻转次数、幅度频率有所增加，才容易产生比较强的针感。出针后针眼也不明显，适宜颜面部。

2. **粗针**　用起来疼痛要比细针小，也要看医生的手法如何。粗针针尖的圆润度要比细针大，患者感到的是一种钝性的压痛感，和细针的刺痛感有着本质的区别。有些患者在粗针进入的瞬间感到的不是疼痛而是带有强烈针感的痛麻和钝压感，粗针与组织的接触面积大，在运用手法时，针与肌肉神经组织的摩擦就大，产生的生物电就越大，针感就越强，疗效也就越大。至于对组织的损伤那就更不用担心了，针灸本身就是通过对组织的有目的性的损伤使机体产生相应的修复和调整，中医学的割治法，实际上就是这种理论的放大。

在实际运用中，针具的粗细各有优势，也各有缺陷，因此要视患者的情况来选择针的规格、粗细，其实这也体现了我们中医辨证论治的特点。总体来说，对于临床一些运动障碍、周围神经麻痹等疾病，如中风偏瘫、周围神经炎等，用粗针的针感与刺激强度更为明显，容易保证治疗效果；而对于普通患者，特别一些惧怕疼痛、女性等，在保证进针后手下得气的前提下，细针不仅可明显减轻针刺痛感给患者带来的不适，也同样能够保证治疗效果。